Alaka Vaish
Asib Ahmad
Tanya Agarwal

Pulpotomia: Técnicas e resultados

Alaka Vaish
Asib Ahmad
Tanya Agarwal

Pulpotomia: Técnicas e resultados

Melhorar o sucesso clínico

ScienciaScripts

Imprint
Any brand names and product names mentioned in this book are subject to trademark, brand or patent protection and are trademarks or registered trademarks of their respective holders. The use of brand names, product names, common names, trade names, product descriptions etc. even without a particular marking in this work is in no way to be construed to mean that such names may be regarded as unrestricted in respect of trademark and brand protection legislation and could thus be used by anyone.

Cover image: www.ingimage.com

This book is a translation from the original published under ISBN 978-620-7-48397-6.

Publisher:
Sciencia Scripts
is a trademark of
Dodo Books Indian Ocean Ltd. and OmniScriptum S.R.L publishing group

120 High Road, East Finchley, London, N2 9ED, United Kingdom
Str. Armeneasca 28/1, office 1, Chisinau MD-2012, Republic of Moldova, Europe
Printed at: see last page
ISBN: 978-620-8-36602-5

Conteúdo

RECONHECIMENTO

Agradeço ao omnipresente Todo-Poderoso por me ter concedido o dom da vida. Sem a sua graça e as suas bênçãos, nenhuma das minhas iniciativas seria um êxito.

Esta tese é o resultado de três anos de trabalho em que fui acompanhado e apoiado por muitas pessoas, pelo que, neste momento, gostaria de expressar a minha sincera gratidão a todas as pessoas que, direta ou indiretamente, contribuíram para a realização da minha tese.

Para mim, a minha casa é o meu templo e os meus pais são o meu deus....

Aproveitando esta oportunidade, exprimo o meu sentimento de orgulho pelo meu maior património - **os meus pais, o Sr. Bhagwan Vaish e a Sra. Dulari Devi** Agradeço-lhes profundamente por me terem apoiado em vários momentos de desespero e desilusão, do mais profundo do meu coração. Sempre alimentaram os meus sonhos e transformaram-nos em realidade. Sempre me apoiaram com o amor e a força necessários ao longo da minha vida. A eles dedico este projeto.

Uma doce nota de agradecimento aos meus irmãos **Sanjeev Vaish, Rajeev Vaish e Santosh Vaish**: estou aqui porque vocês me apoiaram, tenho uma dívida de gratidão para convosco.

Uma nota muito especial de agradecimento ao **Sr. Puneet Yadav**, por me ter encorajado e ensinado a ter uma atitude positiva, a ser correto e a lutar por nada mais do que o melhor.

Seria uma honra para mim agradecer aos meus amigos de infância, **a Sra. Heena Singh e o Sr. Abhinav Anand**, que sempre estiveram ao meu lado, mesmo nos meus piores momentos, e me encorajaram de todas as formas. Ficar-lhes-ei sempre grato.

ALAKA VAISH

1 INTRODUÇÃO

O principal objetivo da odontopediatria é manter a dentição primária num estado intacto até à erupção dos sucessores permanentes. [1] A dentição primária é essencial para a manutenção do comprimento da arcada, mastigação, fala, estética e prevenção de hábitos orais anormais. As doenças da polpa e o traumatismo da polpa podem levar à perda de vitalidade. Isso não significa que o dente precise ser removido; ele pode ser mantido na cavidade oral em estado funcional com tratamento adequado. Apesar dos grandes progressos na prevenção da cárie dentária e da redução drástica da sua prevalência em muitos países do mundo, ainda existem muitos pacientes com um elevado índice de cárie, cáries profundas e patologia pulpar que requerem um tratamento pulpar parcial ou total para conservar os dentes decíduos.

A espessura do esmalte e da dentina dos dentes decíduos é menor do que a dos dentes permanentes, pelo que a progressão da cárie até envolver a polpa é mais rápida. Quando o dente molar primário cariado não é tratado, ocorre a invasão bacteriana da polpa coronal, produzindo uma resposta inflamatória na polpa coronal. Nesta fase, a inflamação da polpa está frequentemente confinada à polpa coronal. Se o tecido afetado for removido e os cotos da polpa radicular forem tratados com um agente adequado, o tecido pulpar radicular remanescente tem capacidade para manter a sua vitalidade. [2]

Em odontopediatria, a pulpotomia é um procedimento comum que é efectuado num molar primário com cáries extensas mas sem evidência de patologia radicular quando a remoção de cáries resulta numa exposição pulpar cariosa ou mecânica. O procedimento de pulpotomia envolve a cobertura dos cotos pulpares com um agente capeador de polpa para promover a cicatrização ou um agente para fixar o tecido subjacente.

Existem diferentes agentes de pulpotomia que estão a ser utilizados desde o passado até ao presente, materiais à base de formaldeído, eletrocirurgia, lasers, glutaraldeído, medicamentos hemostáticos, óxido de zinco eugenol, proteína morfogénica óssea (BMP), colagénio e cálcio envolvendo, materiais indutores de pontes de dentina.

Sweet, introduziu o primeiro agente de pulpotomia para dentes decíduos conhecido como formocresol (FC), que fixa e mumifica completamente o tecido. No entanto, o tratamento ideal da pulpotomia deve deixar a polpa radicular vital e saudável e completamente encerrada numa câmara de dentina revestida de odontoblastos; o primeiro medicamento que induziu a formação de pontes de dentina em pulpotomias foi o hidróxido de cálcio. Outros agentes de pulpotomia que podem ser utilizados como alternativa são o sulfato férrico (SF), um medicamento hemostático, que tem sido utilizado porque pode minimizar as hipóteses de inflamação e, assim, evitar a reabsorção interna (RI). Em 1995, Torabinejad *et al.* descreveram o agregado de trióxido mineral (MTA), um material biocompatível, indutor de pontes dentinárias, que foi utilizado como agente de pulpotomia. [3]

A pulpotomia é considerada falhada se for observado um ou mais dos seguintes eventos patológicos, tais como dor, mobilidade anormal, fístula, lucência periapical e furcal, reabsorção radicular interna e reabsorção radicular externa. [4]

2 REVISÃO DA LITERATURA

Tsai TP, Su HL, Tseng LH (1993)[5] realizaram um estudo para avaliar clínica e radiograficamente a taxa de sucesso a longo prazo do tratamento de pulpotomia em molares decíduos expostos à polpa. Cinco clínicos participaram neste estudo e foram incluídas quatro preparações de glutaraldeído: soluções de glutaraldeído a 2% com tampão, 2% sem tampão, 5% com tampão e 5% sem tampão. A amostra era constituída por duzentas e uma crianças, cento e oito rapazes e noventa e três raparigas, com idades compreendidas entre os 4 e os 7 anos, com duzentos e quarenta molares decíduos tratados. Após 36 meses, cento e um dentes com registros clínicos completos e radiografias estavam disponíveis para avaliação. O resultado mostrou que o tratamento de 98% dos pacientes foi clinicamente bem-sucedido, mas quando avaliado radiograficamente, a taxa de sucesso geral foi de 78,7%. O grupo tratado com glutaraldeído tamponado a 5% apresentou a maior taxa de sucesso (87,5%) e o grupo tratado com a solução não tamponada a 5% a menor (74,1%), mas não foi encontrada diferença significativa entre os quatro grupos. A obliteração do canal foi observada em 22 dentes tratados com sucesso. Quatro dos dentes que não foram tratados com sucesso tiveram obliteração do canal antes que outras patologias se tornassem evidentes. A taxa de insucesso relativamente elevada neste acompanhamento a longo prazo indicou que os clínicos devem ser cautelosos antes de utilizarem extensivamente o glutaraldeído como agente de pulpotomia.

Sabbarini J (1997)[6] efectuou um estudo que levou à utilização do laser para pulpotomia em dentes decíduos para obter melhores resultados clínicos, radiográficos e histológicos, embora ainda seja necessária muita investigação para investigar a técnica, tendo em conta o seu elevado custo. Concluem que o sulfato férrico, o MTA e o capeamento pulpar indireto parecem ser alternativas promissoras à pulpotomia com formocresol em molares decíduos vitais cariados.

Dean JA, Mack RB, fulkerson BT, Sanders BJ (2002)[7] realizaram o estudo para comparar prospectivamente pulpotomias electrocirúrgicas versus pulpotomias com formocresol em dentes molares primários vitais humanos. Cinquenta crianças foram divididas aleatoriamente em dois grupos, vinte e cinco receberam um

pulpotomia electrocirúrgica e vinte e cinco receberam uma pulpotomia com formocresol. Após pelo menos 5 meses de observação pós-operatória, as taxas de sucesso clínico e radiográfico para os grupos electrocirúrgicos foram de 96 e 84%, respetivamente; e para o grupo do formocresol, 100 e 92%, respetivamente. Concluíram, assim, que não houve diferenças estatisticamente significativas entre as taxas de sucesso dos dois grupos ao nível de P < CИ)5, testadas pelo teste exato de Fisher. Este estudo não conseguiu demonstrar uma diferença na taxa de sucesso entre as técnicas de pulpotomia eletrocirúrgica e formocresol.

Casas MJ, Kenny DJ, Johnston DH, Judd PL (2004)[8] realizaram o estudo para comparar os resultados a longo prazo da pulpotomia com sulfato férrico (FS) e da terapia de canal de dentes decíduos (RCT) em polpas vitais de molares decíduos expostos a lesões de cárie. Um total de duzentos e noventa e um molares foram tratados em cento e trinta crianças. Cento e oitenta e dois molares receberam FS e cento e nove receberam RCT por seleção aleatória. Na reavaliação de 3 anos, vinte e nove molares (15 FS, 14

RCT) estavam disponíveis para exame clínico e radiográfico. Dois dentistas pediátricos independentes avaliaram as radiografias periapicais dos molares tratados. Os molares foram classificados em 1 de 4 resultados: (1) N = molar tratado normal; (2) H = alteração radiográfica não patológica presente; (3) PO = alteração patológica presente, acompanhamento em 6 meses; (4) PX = alteração patológica presente, extração imediata. Foi aplicada uma análise de sobrevivência. Foi encontrado um bom nível de concordância entre os avaliadores para molares com resultado PX (K=0,79). Não foi demonstrada qualquer diferença nos resultados radiográficos 3 anos após o tratamento (x2=1,4). A análise de sobrevivência demonstrou uma probabilidade de sobrevivência aos 3 anos de 0,62 para molares tratados com FS e 0,92 para molares RCT. A sobrevivência dos molares RCT foi significativamente maior do que a dos molares FS (Wilcoxon: *P*=.01; log-rank: *P*=.02). Assim, concluíram que os molares tratados com RCT demonstraram uma sobrevivência significativamente maior do que os molares tratados com FS 3 anos após o tratamento.

Casas MJ, Kenny DJ, Judd PL, Johnston DH (2005)[9] o estudo preocupa-se com os possíveis efeitos de sensibilização, tóxicos, mutagénicos ou carcinogénicos do formocresol; o formaldeído demonstrou ser distribuído sistemicamente após a pulpotomia, a pulpotomia com sulfato férrico demonstrou resultados clínicos, radiográficos e de sucesso em pré-molares equivalentes aos da pulpotomia com formocresol em comparações diretas e meta-análises da literatura sistematicamente revista.

Holan G, Eidelman E, Fuks AB (2005)[10] realizaram o estudo para avaliar se o agregado de trióxido mineral pode ser um bom substituto do formocresol em pulpotomias de molares primários. No total, sessenta e dois dentes pulpotomizados estavam disponíveis para análise, vinte e nove no grupo do FC e trinta e três no grupo do MTA. O resultado mostrou que o insucesso do tratamento ocorreu em seis dentes (um tratado com MTA A e cinco com FC) após uma média de 16 meses (variação de 4-30 meses). As taxas de sucesso da pulpotomia foram de 97% para o MTA e 83% para o FC. O tempo médio de seguimento foi de trinta e oito meses, não tendo havido diferença significativa entre os grupos de teste e de controlo. Assim, concluíram que não foi encontrada diferença estatisticamente significativa nas taxas de sucesso do MTA e do FC nesta avaliação a longo prazo da pulpotomia em molares decíduos

Naik S, Hegde AM (2005)[11] estudou o MTA como agente de pulpotomia em molares primários. O objetivo do estudo foi avaliar a eficácia do MTA como agente de pulpotomia. Cinquenta molares decíduos de crianças foram tratados pela técnica de pulpotomia convencional. A avaliação clínica e radiográfica foi efectuada com um intervalo de 1, 3 e 6 meses e não revelou quaisquer achados patológicos clínicos ou radiográficos. O autor concluiu que tem um potencial promissor para se tornar um substituto do formocresol em dentes decíduos.

Neamatollahi H, Tajik A (2006)[12] efectuaram um estudo para comparar o sucesso relativo do exame (formocresol, sulfato férrico, agregado de trióxido mineral). Cento e trinta e cinco segundos molares decíduos que necessitavam de tratamento de pulpotomia foram selecionados de crianças entre os 3 e os 6 anos de idade. Foram distribuídos aleatoriamente em três grupos de acordo com a técnica de terapia pulpar: pulpotomia com formocresol, sulfato férrico e MTA. Todos os dentes pulpotomizados foram restaurados com amálgama. Os indivíduos selecionados para avaliação clínica e radiográfica foram acompanhados periodicamente por 3 e 12 meses. Concluíram que a taxa de sucesso clínico do grupo do MTA foi de 82,1 por cento após um ano, o que foi significativamente inferior aos 100 por cento observados nos outros grupos. As taxas de sucesso radiográfico mais elevadas e mais baixas ao fim de um ano foram registadas nos grupos do formocresol (92,5%) e do MTA (69,2%), respetivamente, o que revelou uma diferença significativa. A taxa de sucesso do grupo do sulfato férrico foi de 80,5 por cento. Concluíram que o MTA não deve ser recomendado como medicamento para pulpotomia em dentes decíduos, mas o sulfato férrico pode ser aceitável como alternativa ao formocresol.

Nyerere JW, Mecky I, Matee MI, Simon ENM (2006)[13] realizaram o estudo para determinar o sucesso do tratamento da pulpotomia de emergência no alívio da dor dentária aguda. A amostra era constituída por cento e oitenta pacientes que apresentavam dor dentária devido a pulpite aguda irreversível durante o período de estudo, entre julho e agosto de 2001. Os pacientes foram tratados por pulpotomia de emergência em dentes posteriores permanentes e foram avaliados quanto à dor após uma, três e seis semanas de pós-tratamento. A dor, quando presente, foi classificada como leve ou aguda. O resultado mostrou que, dos pacientes com pré-molares tratados, vinte e cinco (13,9%) pacientes não sentiram dor alguma, enquanto dezenove (10,6%) sentiram dor leve. Nenhum dos pacientes com pré-molares tratados apresentou dor aguda. Entre os cento e trinta e seis pacientes com molares tratados, cinquenta e seis (31%) não sentiram qualquer dor, setenta e seis (42,2%) sentiram dor ligeira e os outros quatro (2,2%) sofreram dor aguda. Assim, concluíram que o sucesso do tratamento a curto prazo da pulpotomia de emergência foi elevado, sendo de 100% para pré-molares e 97,1% para molares, sugerindo que poderia ser recomendada como uma medida para aliviar a dor dentária aguda enquanto outras opções de tratamento conservador estão a ser consideradas.

Witherspoon DE, Small JC, Harris GZ (2006)[14] realizou o estudo para avaliar se o MTA poderia substituir o hidróxido de cálcio como material de eleição para procedimentos de pulpotomia As maiores ameaças aos dentes em desenvolvimento são as cáries dentárias e as lesões traumáticas. Um dos principais objectivos de todos os tratamentos de restauração é manter a vitalidade da polpa para que possa ocorrer um desenvolvimento normal da raiz ou apexogénese. Historicamente, o hidróxido de cálcio tem sido o material de eleição para os procedimentos de pulpotomia. Recentemente, um material alternativo chamado agregado de trióxido mineral (MTA) demonstrou a capacidade de induzir a formação de tecido duro no tecido pulpar. Os autores descrevem os resultados clínicos e radiográficos de uma série de casos envolvendo o uso do MTA em procedimentos de pulpotomia. Vinte e três casos em 18 pacientes foram tratados com procedimentos de pulpotomia com MTA numa clínica privada de endodontia. Dezanove dentes em 14 pacientes estavam disponíveis para recoleção. O tempo médio de recolha foi de 19,7 meses. Dos 19 casos, 15 envolviam dentes cicatrizados e três envolviam dentes que estavam a cicatrizar. Um dos 19 casos envolveu um dente com doença persistente. Assim, concluíram que o MTA pode ser útil como substituto do hidróxido de cálcio em procedimentos de pulpotomia. No entanto, é necessária mais investigação para clarificar esta conclusão.

Ghajari MF, Kermani MN, Fard MJK , Vatanpour M (2009)[15] realizaram o presente estudo com o objetivo de rever vários estudos que comparam a pulpotomia com sulfato férrico e com formocresol em molares primários e uma meta-análise dos seus resultados para fornecer as mais recentes evidências relativamente aos resultados avaliados e à duração do acompanhamento. Nesta revisão sistemática, foram pesquisadas as seguintes bases de dados na Internet: EMBASE, Cochrane, Pubmed, e Google Scholar, Iran Medex, Scientific Citation Index (SCI), e bases de dados do índice Scopus. Também foi efectuada uma pesquisa manual em

revistas dentárias científicas e de investigação aprovadas pelo Ministério da Saúde e da Educação Médica do Irão. Foram selecionados oito artigos de ensaios clínicos aleatórios. O sucesso clínico e a taxa de sucesso clínico e radiográfico (sucesso total) foram avaliados como variáveis de resultado. O teste de Peto foi utilizado para a análise dos dados. O sucesso clínico da pulpotomia com formocresol foi comparável ao do sulfato férrico (P=0,574). Além disso, a diferença entre a taxa de sucesso total dos dois métodos em diferentes estudos foi insignificante (P=0,42). Assim, concluíram que não existia diferença significativa entre a taxa de sucesso total da pulpotomia com formocresol e com sulfato férrico, e que o sulfato férrico poderia ser uma alternativa adequada ao formocresol.

Rao A e Shenoy R (2009)[16] analisaram o facto de o MTA ser um novo material com inúmeras aplicações clínicas interessantes. O MTA promete ser um dos materiais mais versáteis deste século no domínio da medicina dentária. Algumas das propriedades apreciáveis do MTA incluem as suas propriedades físicas e a capacidade de estimular a regeneração dos tecidos, bem como uma boa resposta pulpar. Concluíram que o MTA é um excelente material com inúmeras qualidades necessárias para um material ideal. A colocação de um tampão apical de MTA numa única visita provou ser uma alternativa bem sucedida em tais casos.

Hugar SM, Deshpande SD (2010)[17] realizaram o estudo para avaliar clínica e radiograficamente os efeitos do agregado de trióxido mineral (MTA) como curativo pulpar após amputação pulpar coronal (pulpotomia) em molares decíduos e para comparar os efeitos do MTA e do formocresol em dentes decíduos pulpotomizados. Sessenta molares inferiores primários de trinta crianças saudáveis, com idades compreendidas entre os 5 e os 8 anos, foram tratados pela técnica de pulpotomia convencional. Os dentes do lado direito foram tratados com MTA (Grupo A) e os do lado esquerdo com formocresol (Grupo B). As crianças foram examinadas clínica e radiograficamente a cada 6 meses durante um período de 36 meses. Os resultados do presente estudo revelaram que tanto o MTA como o Formocresol tiveram a mesma

O efeito do formocresol sobre os primeiros e segundos molares decíduos foi de 1,1483. Nenhum dos dentes em nenhum dos grupos apresentou qualquer patologia clínica, mostrando uma taxa de sucesso de 100%, mas radiograficamente o grupo do formocresol mostrou um caso de reabsorção interna que foi considerado como fracasso no presente estudo. O MTA parece ser mais promissor e previsível, com resposta positiva na terapia pulpar vital no futuro, do que a pulpotomia com formocresol, exceto pelo fator custo.

Pallares MAS, Caballero AJ, Ricardo LM (2010)[18] revisou a literatura científica disponível sobre os resultados clínicos e radiográficos de dois materiais utilizados na pulpotomia em dentes decíduos: formocresol e agregado de trióxido mineral. Foi identificada em publicações relevantes através de uma pesquisa em bases de dados electrónicas como a MEDLINE e a Biblioteca Cochrane. Dos 21 artigos obtidos na fase inicial da revisão, apenas 19 estavam disponíveis em texto completo e destes apenas cumpriam os requisitos para inclusão de 6 itens, que foram confrontados, analisados e discutidos posteriormente. Assim, concluíram que a evidência clínica disponível apresentava diferenças significativas quanto ao uso de diferentes materiais. Para além dos achados de acompanhamento clínico - radiográfico e tendo em conta a potencial toxicidade do formocresol sugerem a utilização do agregado trióxido mineral para pulpotomia de dentes decíduos.

Balaprasanna KC (2011)[19] analisou os vários medicamentos para pulpotomia e a sua eficácia e sucesso após a sua utilização. Apesar dos avanços modernos na prevenção da cárie dentária e da maior compreensão da importância de manter a dentição natural primária, muitos dentes ainda são perdidos prematuramente. A manutenção da integridade e da saúde dos tecidos orais é o principal objetivo do tratamento pulpar. Os pedodontistas consideram que a escolha do medicamento de pulpotomia é controversa. Vários estudos compararam diferentes medicamentos de pulpotomia, como o formocresol, o sulfato férrico, o glutaraldeído e o agregado de trióxido mineral (MTA), o laser e o pulpotomia electrocirúrgica. Poucos estudos mostraram resultados comparáveis ou não conseguiram demonstrar diferenças clínicas e radiográficas nas taxas de sucesso entre os dois agentes. Ao mesmo tempo, alguns estudos mostraram que o MTA tratou molares com maiores taxas de sucesso e poderia ser um substituto para o formocresol. Concluíram que o sulfato férrico e o MTA podem ser uma alternativa à pulpotomia com formocresol. No entanto, foram sugeridos mais estudos a longo prazo antes de se chegar a uma conclusão definitiva.

Srinivasan D, Jayanthi M (2011)[20] realizaram o estudo para avaliar e comparar o agregado de trióxido mineral (MTA) e o formocresol como medicamentos de pulpotomia através de avaliações clínicas e radiográficas e para avaliar as caraterísticas histológicas de ambos os medicamentos de pulpotomia em dentes decíduos. O estudo foi realizado em cem dentes molares decíduos inferiores que necessitavam de tratamento de pulpotomia. As crianças entre os quatro e os seis anos de idade foram selecionadas aleatoriamente e divididas no grupo do formocresol ou do MTA. Os pacientes foram chamados de volta após 3, 6, 9 e 12 meses, respetivamente, e avaliados clínica e radiograficamente. A avaliação histológica foi feita nos dentes caninos decíduos inferiores, que estavam a ser submetidos a extracções em série para fins ortodônticos interceptivos. A pulpotomia foi realizada em quatro dentes com formocresol e em outros quatro dentes com MTA. Os dentes foram extraídos após seis meses do procedimento de pulpotomia e avaliados histologicamente. Dois dentes cariados recentemente extraídos foram utilizados como controlo. Foram estabelecidos critérios clínicos e radiográficos e a análise de Chi revelou uma diferença significativa na mobilidade ($P < 0{,}05$), alargamento do ligamento periodontal ($P < 0{,}01$) e radiolucência inter-radicular ($P < 0{,}02$) entre os dois grupos no final de 12 meses. Histologicamente, no grupo do MTA, foi encontrada uma camada de formação de nova dentina com menos túbulos dentinários no local pulpotomizado. No grupo do formocresol, observou-se um aumento de células inflamatórias e uma zona de atrofia na porção radicular da polpa. Assim, concluíram que o MTA foi superior ao formocresol clínica e radiograficamente.

A análise histológica mostrou uma melhor capacidade reparadora com formação de barreira de tecido duro com o MTA em comparação com o formocresol.

Havale R, Rajesh T, Anegundi RT, Indushekar KR, Sudha P (2013)[21] realizaram o estudo para avaliar e comparar o sucesso clínico e radiográfico relativo do formocresol, do glutaraldeído e do sulfato férrico como medicamentos após pulpotomias em molares primários em intervalos de três meses ao longo de um ano. A amostra foi constituída por noventa molares decíduos de cinquenta e quatro crianças com idades compreendidas entre os 3 e os 9 anos. Os dentes selecionados foram distribuídos equitativamente e distribuídos aleatoriamente por grupos de medicamentos para pulpotomia à base de formocresol, glutaraldeído e sulfato férrico (trinta em cada grupo). Os dentes foram então avaliados clínica e radiograficamente em intervalos de três meses durante um ano. Os dados resultantes foram tabulados e analisados estatisticamente pelo teste do qui-quadrado. Após um ano, a taxa de sucesso clínico foi de 100% com glutaraldeído, 96,7% com sulfato férrico e 86,7% com formocresol. A taxa de sucesso radiológico diminuiu gradualmente ao longo do ano em todos os grupos de medicamentos para pulpotomia. As taxas de sucesso radiológico nos grupos do formocresol, glutaraldeído e sulfato férrico foram de 56,7%, 83,3% e 63,3%, respetivamente. Assim, concluíram que o glutaraldeído a dois por cento poderia ser recomendado como uma alternativa mais eficaz ao formocresol e ao sulfato férrico como medicamento para pulpotomia.

Shabzendedar M, Mazhari F, Alami M , Talebi M (2013)[22] conduziu o estudo para avaliar os efeitos do hipoclorito de sódio a 3 por cento (NaOCI) e formocresol (FC) como agentes de curativo pulpar em molares primários pulpotomizados. A amostra consistiu em cem crianças entre três e seis anos de idade, cada uma com pelo menos um segundo molar inferior primário que necessitava de pulpotomia, que foram distribuídas aleatoriamente em dois grupos de cinquenta em cada grupo. Todos os dentes receberam uma coroa de aço inoxidável após o procedimento de pulpotomia convencional com NaOCI (aplicado durante 15 segundos) ou FC (aplicado durante um minuto). Os sinais/sintomas clínicos e radiográficos foram registados de forma cega aos zero, seis e 12 meses. As diferenças foram analisadas estatisticamente através do teste exato de Fisher. Os resultados mostraram que, aos seis meses, se verificou um sucesso clínico de 100% tanto com NaOCI como com FC. As taxas de sucesso radiográfico para o NaOCI foram de 98% e 92% aos 6 e 12 meses, respetivamente. O grupo FC apresentou taxas de sucesso radiográfico de 94% e 93% nos mesmos períodos, respetivamente. Não houve diferença estatisticamente significativa entre os grupos. Assim, concluíram que o NaOCI poderia ser sugerido como um agente de pulpotomia para pulpotomias em dentes decíduos. No entanto, foram recomendados mais estudos clínicos com acompanhamento a longo prazo para testar a eficácia do NaOCI como medicamento de pulpotomia em dentes decíduos.

Jose B, Ratnakumari N, Mohanty M, Varma HK, Komath M (2013)[23] efectuou o estudo para avaliar a adequação da formulação de cimento de fosfato de cálcio para pulpotomia, em comparação com o formocresol. O formocresol continuou a ser o medicamento preferido na pulpotomia, apesar das preocupações relativas à desvitalização dos tecidos e à toxicidade sistémica. Vários materiais foram utilizados como alternativa, mas nenhum se mostrou significativamente vantajoso. O cimento de fosfato de cálcio (CPC) foi projetado como um material ideal para pulpotomia, considerando a sua compatibilidade com os tecidos e propriedades dentinogénicas. O estudo consistiu em dez crianças (grupo etário dos 8-12 anos) com um par de caninos primários não cariados (tanto maxilares como mandibulares) para extração. A pulpotomia foi efectuada com CPC no canino direito e formocresol no esquerdo e selada com IRM® (Dentsply). Os dentes foram extraídos com 70 ± 5 dias e seccionados e corados para a avaliação histopatológica. Foram avaliados parâmetros como a inflamação pulpar, a reação dos tecidos ao material, a formação da ponte de dentina, a localização da ponte de dentina, a qualidade da formação da dentina na ponte e o tecido conjuntivo na ponte, etc. A avaliação histológica após 70 dias não mostrou diferença estatisticamente significativa entre os dois grupos em qualquer um dos parâmetros. No entanto, o CPC deu resultados mais favoráveis na inflamação pulpar, com uma pontuação mais baixa de 1,6 contra 2,6 para o formocresol. As amostras de CPC mostraram uma melhor formação de pontes de dentina em quantidade e qualidade. As pontuações médias do CPC para a extensão da formação da ponte de dentina, a qualidade da ponte de dentina e o tecido conjuntivo na ponte foram 2,0, 1,4 e 1,2, respetivamente, enquanto os valores correspondentes para o formocresol foram 0,8, 0,2 e 1,0. Assim, concluíram que o CPC foi mais compatível com os tecidos pulpares do que o formocresol e mostrou um bom potencial de cicatrização. O CPC foi capaz de induzir a formação de dentina sem uma área de necrose.

Walker LA, Sanders BJ, Jones JE, Williamson CA, Dean JA, Legan JJ, Maupome G (2013)[24] realizou o estudo com o objetivo de inquirir os diretores dos programas de residência dentária pediátrica, a fim de avaliar os materiais atualmente ensinados e utilizados para procedimentos de pulpotomia em dentes decíduos em contextos educativos e clínicos. Foi enviado por correio eletrónico um inquérito baseado na Web a todos os diretores de programas de residência dentária pediátrica graduados nos Estados Unidos.

Foram enviados 71 e-mails aos diretores de programas, 47 responderam, mas apenas 39 inquiridos (55%) foram incluídos no estudo. Os resultados sugeriram uma ligeira diminuição na utilização da diluição 1:5 de formocresol ($P<.01$) e um aumento na utilização de sulfato férrico ($P<.05$) e agregado de trióxido mineral (MTA; $P<.02$) para procedimentos de pulpotomia em dentes decíduos. As razões mais comuns para a eliminação do formocresol (18% dos inquiridos) foram as preocupações com a saúde sistémica e a carcinogenicidade, para além da literatura baseada em evidências. Apesar de 25% dos inquiridos terem começado a utilizar o MTA para procedimentos de pulpotomia primária, a razão mais comum para a utilização de outros medicamentos em vez do MTA foi o seu custo mais elevado. Assim, concluem que, com 82% dos programas de pós-graduação em odontologia pediátrica ainda utilizando a diluição 1:5 de formocresol para procedimentos de pulpotomia em dentes decíduos, não houve uma grande mudança no seu uso clínico, apesar do aumento do uso de medicamentos mais recentes nos últimos 5 anos.

Abbas A, Khan HH, Manzoor MA (2014)[25] efectuou o estudo para comparar a eficácia de duas técnicas diferentes de terapia pulpar vital, tanto clínica como radiograficamente, em molares decíduos expostos a cáries, utilizando hidróxido de cálcio e formocresol como material para pulpotomia. Tratou-se de um estudo quase-experimental. A técnica de amostragem foi a de conveniência não aleatória. A amostra foi constituída por indivíduos com idades compreendidas entre os 4 e os 6 anos, selecionados alternadamente de acordo com o género. A pulpotomia com formocresol e hidróxido de cálcio foi realizada após amputação e hemostasia adequada da câmara pulpar coronal e os pacientes selecionados foram divididos em dois grupos. Os pacientes selecionados para a pulpotomia com formocresol foram colocados no Grupo F e os pacientes para a pulpotomia com hidróxido de cálcio foram colocados no Grupo C. O acompanhamento dos casos foi realizado aos 03 meses, 06 meses e 01 ano e os resultados em termos de sucesso e insucesso foram registados no formulário de dados estipulado e analisados pelo SPSS versão dezassete para Windows. Sessenta molares decíduos cariados necessitaram de terapia pulpar vital. Trinta molares decíduos (50%) no Grupo F e trinta molares decíduos (50%) no Grupo C. Vinte e sete dentes (90%) tratados com formocresol e dezassete dentes (56,7%) com hidróxido de cálcio foram classificados como clinicamente e radiograficamente bem-sucedidos ao final de um ano. Os resultados mostraram uma diferença significativa na eficácia dos dois grupos (p= 0,004). Concluiu-se que houve uma diferença significativa na eficácia dos dois medicamentos, projectando uma maior taxa de sucesso com o formocresol em comparação com o hidróxido de cálcio, tanto clínica como radiograficamente.

Reddy MA, Niharika P, Reddy H, Reddy NV, Kumar MGM, Pranitha V(2014)[26] efectuou o estudo para avaliar a taxa de sucesso clínico, radiográfico e histológico da mistura de antioxidantes como um novo agente de pulpotomia para dentes decíduos. Os produtos comercialmente disponíveis antioxidantes, nomeadamente antioxidantes mais oligoelementos. Este estudo prospetivo foi efectuado em trinta e seis dentes molares decíduos de trinta e duas crianças, com idades compreendidas entre os seis e os nove anos. Foi efectuada uma pulpotomia convencional regular seguida da colocação de uma mistura de antioxidantes sobre o orifício radicular. O retorno foi agendado para 3, 6 e 9 meses, respetivamente, após o tratamento. O resultado mostrou que trinta e seis molares decíduos pulpotomizados estavam disponíveis para avaliações de acompanhamento. A análise por microscopia eletrónica de varrimento das amostras que mostraram a formação de uma barreira de tecido duro de forma convexa pode ser a prova do papel do material antioxidante na localização, direção e morfologia da barreira de tecido duro. Um dente que apresentava dor foi avaliado como não tendo sido bem sucedido. Assim, concluíram que o resultado clínico, radiográfico e histológico dos antioxidantes no estudo mostrou o seu potencial para ser um agente de pulpotomia ideal.

Lin PY, Chen HS, Wang YH, Tu YK (2014)[27] efectuou uma revisão sistemática e uma meta-análise em rede para comparar os resultados clínicos e radiográficos de diferentes procedimentos de pulpotomia em molares primários. Três autores realizaram a extração de dados de forma independente e em duplicado, utilizando formulários de recolha de dados. Foi efectuada uma pesquisa eletrónica da literatura nas bases de dados MEDLINE, Science Diret, Web of Science, Cochrane e Clinical Key até dezembro de 2012. Os medicamentos para pulpotomia, incluindo formocresol, sulfato férrico, hidróxido de cálcio e agregado de trióxido mineral (MTA), e a pulpotomia a laser foram comparados utilizando a meta-análise de rede Bayesiana. O resultado foi o rácio de probabilidades de insucesso clínico e radiográfico, incluindo perda dentária prematura aos 12 e 24 meses após os tratamentos, entre os diferentes procedimentos de tratamento. Trinta e sete estudos foram incluídos na revisão sistemática, e vinte e dois deles na meta-análise de rede final. Após 18-24 meses, em termos de insucesso do tratamento, o rácio de probabilidades para o hidróxido de cálcio vs. formocresol foi de 1,94, 3,38 para o laser vs. formocresol e 3,38 para o laser vs. formocresol.

formocresol, 2,16 para hidróxido de cálcio vs. sulfato férrico, 3,73 para laser vs. sulfato férrico, 0,47 para MTA vs. hidróxido de cálcio e 3,76 para laser vs. MTA. Assim, concluíram que, após 18-24 meses, o formocresol, o sulfato férrico e o MTA apresentaram resultados clínicos e radiográficos significativamente melhores do que as terapias com hidróxido de cálcio e laser em pulpotomias de molares primários.

Yildiz E, Tosun G (2014)[3] realizaram o estudo para avaliar o sucesso clínico e radiográfico de quatro medicamentos de pulpotomia diferentes em molares primários durante um período de 30 meses. Um total de cento e quarenta e sete molares decíduos com cáries profundas foram tratados com quatro medicamentos de pulpotomia diferentes, tais como (formocresol, sulfato férrico, hidróxido de cálcio e agregado de trióxido mineral) no estudo. Os critérios de seleção dos dentes para inclusão foram a ausência de evidência clínica e radiográfica de patologia pulpar. Durante 30 meses de acompanhamento, com intervalos de 6 meses, foram registados os sucessos e insucessos clínicos e radiográficos. As diferenças entre os grupos foram analisadas estatisticamente através do teste do Qui-quadrado e da análise de Kaplan-Meier. Aos 30 meses, as taxas de sucesso clínico foram de 100%, 95,2%, 96,4% e 85% nos grupos CF, FS, MTA e CH, respetivamente. Na análise radiográfica, o grupo MTA apresentou a maior (96,4%) e o grupo CH a menor taxa de sucesso (85%). Não houve diferenças clínicas e radiográficas entre os materiais ($P > 0,05$). Assim, concluíram que, embora não houvesse diferenças entre os materiais, apenas no grupo CH três dentes necessitaram de extração devido a novos sintomas clínicos ou falhas radiográficas durante o período de acompanhamento de 30 meses. Nenhum dos dentes com falhas nos outros grupos necessitou de extração durante o período de acompanhamento de 30 meses. Os autores concluíram que todos os materiais avaliados podem ser utilizados com sucesso.

3 DEFINIÇÕES

INGLE JI definiu a pulpotomia como um procedimento terapêutico, utilizado na inflamação reversível da polpa dos dentes decíduos, quando o tecido pulpar radicular permaneceu saudável e é capaz de servir saudável a longo prazo até à esfoliação normal.[28]

MCDONALD RE definiu pulpotomia como a remoção da porção coronal da polpa. É um procedimento aceite para o tratamento de dentes decíduos com exposição pulpar cariosa. O tecido anormal pode ser removido e a cicatrização pode ocorrer na entrada do canal pulpar, numa área de polpa essencialmente normal.[29]

FINN (1959) definiu a pulpotomia como a remoção completa da porção coronal da polpa dentária, seguida da colocação de um medicamento adequado que promoverá a cicatrização e preservará a vitalidade do dente.[30]

A AMERICAN ACADEMY OF PEDIATRIC DENTISTRY (1998) definiu a pulpotomia como a amputação da porção coronal afetada e infetada da polpa dentária, preservando a vitalidade e a função da parte restante da polpa radicular.[31]

GROSSMAN definiu a pulpotomia como um procedimento em que uma porção da polpa vital coronal exposta é removida cirurgicamente como forma de preservar a vitalidade e a função da porção radicular remanescente.[32]

R.J. ANDLAW e W.P. ROCK definiram a pulpotomia como um procedimento em que toda a polpa coronal é removida, com o objetivo de remover o tecido pulpar infetado, sendo a polpa radicular tratada de diferentes formas, de acordo com a técnica empregue. A pulpotomia é realizada principalmente em dentes vitais com exposição pulpar maior do que a considerada adequada para o capeamento pulpar.[33]

A.C. CAMERON E R.P. WIDMER definiram a pulpotomia como a extirpação de uma lesão vital inflamada
da câmara coronal, seguida da colocação de medicamentos sobre os cotos de polpa radicular para fixar ou estimular a reparação da polpa radicular vital remanescente.[34]

S.G. DAMLE definiu a pulpotomia como um procedimento em que a polpa coronal vital não infetada é amputada e um medicamento é colocado sobre ela para permitir que a polpa radicular mantenha a sua vitalidade.[35]

4 ANTECEDENTES HISTÓRICOS

O procedimento de pulpotomia vital tem sido um tópico de debate durante décadas. Embora a terapia de pulpotomia tenha evoluído lentamente durante os primeiros 40 anos, o ritmo da mudança desde a década de 1960 continuou a acelerar.

O formocresol tem sido um medicamento amplamente utilizado no tratamento de molares decíduos vitais expostos a cárie. O primeiro relato do uso de um medicamento para a polpa contendo formaldeído foi em 1874, quando Nitzel usou um agente de bronzeamento tricresol - formalina. Foi só em 1904 que o formocresol de Buckley foi introduzido, sendo uma mistura de partes iguais de tricresol e formalina. Esta mistura era selada na câmara de polpa durante períodos de tempo variáveis e o procedimento repetido. Quando a formulação de Buckley foi introduzida em 1904, foi utilizada para o tratamento de dentes permanentes não vitais. A sua utilização em molares decíduos só foi defendida em 1930. A técnica proposta por Buckley envolvia inicialmente cinco visitas, mas em 1955 foi reduzida para três. Desde o final dos anos 196O, tem sido defendido um procedimento de visita única para pulpotomias de molares decíduos vitais. Este procedimento utiliza uma formulação de formocresol contendo 19% de formaldeído. Sweet, em 1950, sugeriu que um revestimento de óxido de zinco-eugenol formocresolizado fosse colocado diretamente sobre os cotos pulpares antes da colocação da restauração final. A partir de estudos realizados por **Beaver** e, mais tarde, por **Ranly,**[36] é geralmente aceite que o formocresol não deve ser incluído em sublinhar antes da restauração final. Ele descobriu que a histologia da polpa produzida por uma aplicação de cinco minutos de formocresol permaneceu inalterada com a aplicação posterior de cimento de óxido de zinco-eugenol formocresolizado. Além disso, foi demonstrado histologicamente que a eficácia óptima do formocresol ocorreu num período de quatro dias.

Durante décadas, o formocresol tem sido amplamente utilizado como medicamento para pulpotomia. É utilizado como padrão para comparação de outros materiais. No entanto, tem havido muitas preocupações sobre a posição

alteração, defeitos no esmalte do dente sucedâneo, esfoliação prematura do dente pulpotomizado quando comparado com o seu antídoto. Em junho de 2004, a Agência Internacional do Cancro (IARC) da OMS declarou que o formaldeído provoca cancro da nasofaringe, que existem provas limitadas de que provoca carcinoma dos seios nasais e para-nasais e que existem provas fortes, mas não suficientes, de que o formaldeído provoca leucemia nos seres humanos.

No entanto, com o avanço da tecnologia, diferentes compostos estão a ser estudados para encontrar um que proporcione uma melhor eficácia clínica sem efeitos secundários, entre eles, os seguintes têm sido amplamente relatados na literatura científica: eletrocirurgia, laser Er:YAG, hidróxido de cálcio, glutaraldeído, sulfato férrico, solução enriquecida com colagénio, proteínas morfogenéticas ósseas ou agregado de trióxido mineral (M.T.A.).[18]

O MTA, introduzido por Torabinejaad em 1993, tem sido útil numa variedade de situações clínicas, tais como capeamento pulpar, pulpotomia e encerramento de extremidades radiculares.[20]

O hidróxido de cálcio (CH) foi o primeiro medicamento que induziu a formação de pontes de dentina em pulpotomias. [3]

- **Preservação da vitalidade da polpa radicular**: através da excisão cirúrgica da polpa coronal, a área infetada e inflamada é removida, deixando o tecido pulpar vital e não infetado no canal radicular.
- **Alívio da dor em doentes com pulpalgia aguda e alterações inflamatórias nos tecidos**: a remoção da porção inflamada da polpa proporciona um alívio temporário e rápido da pulpalgia.
- **Assegurar a continuação da apexogénese normal nos dentes permanentes imaturos, mantendo a vitalidade da polpa radicular**: a polpa remanescente pode ser reparada enquanto se completa a apexogénese, ou seja, o desenvolvimento da extremidade radicular e a calcificação.[32]

INDICAÇÕES

1. Dente vital com periodonto saudável
2. A dor, se presente, não é espontânea nem persistente após a remoção do estímulo
3. Exposição mecânica da polpa em dentes decíduos.
4. Dentes com uma grande lesão cariosa mas sem pulpite radicular
5. O dente é restaurável
6. O dente possui, pelo menos, dois terços do comprimento da sua raiz
7. A hemorragia no local da amputação é pálida e fácil de controlar.
8. Não há perda óssea inter-radicular
9. Não existem abcessos ou fístulas
10. Em dentes permanentes jovens, com polpa vital exposta e ápices radiculares incompletamente formados.

CONTRA-INDICAÇÕES PARA A PULPOTOMIA

1. Evidência de reabsorção radicular interna/externa.
2. Presença de perda óssea inter-radicular
3. Sinais radiográficos de glóbulos de cálcio na câmara pulpar
4. Cáries que penetram no pavimento da câmara pulpar
5. Dente próximo da esfoliação natural
6. Reabsorção radicular superior a um terço do comprimento da raiz
7. Grande lesão cariosa com coroa não restaurável
8. Hemorragia altamente viscosa e lenta do orifício do canal, que é incontrolável
9. Existência de abcesso ou fístula
10. Existe radioluscência nas zonas furcal ou perirradicular
11. Mobilidade dos dentes [36]

5 CLASSIFICAÇÃO

A. De acordo com a quantidade de tecido pulpar removido

1. Pulpotomia cervical

2. Pulpotomia parcial: Pulpotomia de Cvek

1. Pulpotomia cervical

Envolve a remoção completa da porção coronal da polpa dentária, seguida da colocação de um penso ou medicamento adequado que irá promover a cicatrização e preservar a vitalidade do dente. [9]

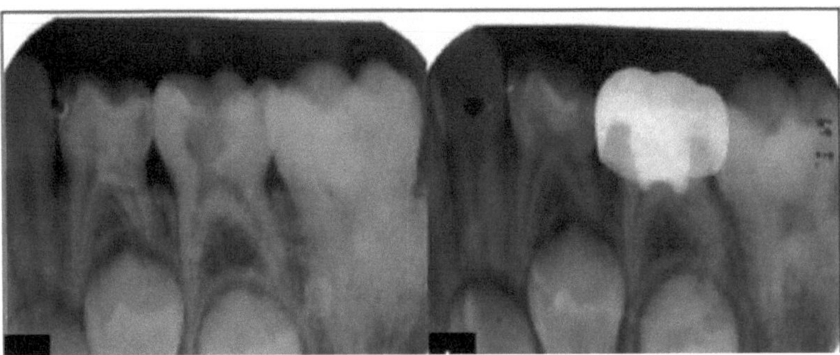

Figura: 1 **Pulpotomia cervical**

2. Pulpotomia de Cvek

É também designada por pulpotomia de hidróxido de cálcio ou pulpotomia parcial permanente jovem.

- Este projeto foi proposto por **Mejare** e **Cvek** em 1978.
- Indicado em dentes permanentes jovens em que a polpa está exposta por meios mecânicos ou bacterianos e o tecido radicular remanescente é considerado vital por critérios clínicos e radiográficos, embora o encerramento da raiz não esteja completo. [36]

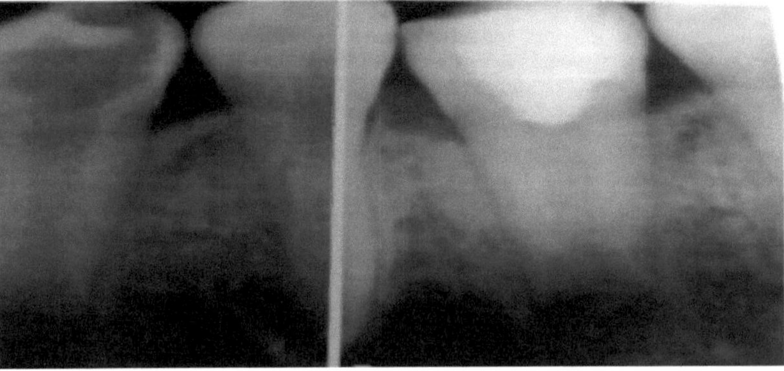

Figura: 2 **Pulpotomia de Cvek**

B. De acordo com os objectivos do tratamento

1. PULPOTOMIA VITAL[37]

TIPOS	OUTROS NOME	CARACTERÍSTICAS	EXEMPLOS
1. Desvitalização	Mumificação, Cauterização	Destina-se a destruidor mumificar o Tecido vital	<u>**Sessão única**</u> • <u>Formocresol</u> • <u>Eletrocirurgia</u> • <u>Laser</u> <u>**Duas fases**</u> • Pasta Gysi • Formaldeído de Easlick • Paraformadevitalização pasta
PRESERVAÇÃO	Desvitalização mínima, não indutiva	Isto implica manter o máximo vital tecido, sem indução de dentina reparadora	- Glutaraldeído • Sulfato férrico • ZnO Eugenol
REGENERAÇÃO		É feito em casos comprometidos	• Proteína morfogénica óssea • Agregado de trióxido mineral • Colagénio enriquecido • Osso liofilizado • Proteína osteogénica

2. PULPOTOMIA NÃO VITAL (Pulpotomia Mortal)[37]

1. Cresol de faia
2. Formocresol

ABORDAGEM DE TRATAMENTO PARA PULPOTOMIA

A terapia de pulpotomia para a dentição decídua desenvolveu-se ao longo de três linhas: **Desvitalização, preservação** e **regeneração.**[37]

Desvitalização

A primeira abordagem a ser usada com a intenção de "mumificar" o tecido pulpar radicular. O termo "mumificado" tem sido atribuído ao tecido pulpar tratado quimicamente que é inerte, esterilizado, suprimido metabolicamente e capaz de autólise. Esta abordagem envolveu a pulpotomia original com formocresol em duas etapas, que resultou na desvitalização completa da polpa radicular. Inclui tratamento com **formocresol, eletrocirurgia** e **laser.**[5]

Preservação

Esta abordagem envolveu medicamentos e técnicas que proporcionam um insulto mínimo ao tecido do orifício e mantêm a vitalidade e o aspeto histológico normal de toda a polpa radicular. Esta categoria tem como objetivo insultar minimamente o tecido pulpar. O tecido vital máximo é mantido sem indução de dentina reparadora, por exemplo, **glutaraldeído, sulfato férrico.** [5]

Regeneração

Esta abordagem inclui agentes de pulpotomia que têm capacidade indutora de células para substituir as células perdidas ou induzir as células existentes a diferenciarem-se em elementos formadores de tecido duro. Ao contrário das outras duas categorias de tratamento pulpar, a lógica para a regeneração é a indução de células reparadoras

formação de dentina pelo agente de pulpotomia.[35] O hidróxido de cálcio foi o primeiro agente utilizado em pulpotomias que demonstrou alguma capacidade de induzir a regeneração da dentina. Estimulação da ponte de dentina, exemplo **$Ca(OH)_2$, Agregado de Trióxido Mineral (MTA), Proteína Morfogénica Óssea (BMP), Proteína Osteogénica.** [5]

PROCEDIMENTO DE TRATAMENTO

Diagnóstico

Uma radiografia de diagnóstico deve ser examinada para determinar a aproximação à câmara pulpar, para avaliar a forma e o tamanho dos canais radiculares e para verificar a condição dos tecidos perirradiculares. O dente deve ser testado quanto à sua vitalidade e o resultado deve ser registado.

Anestesia

O dente é anestesiado com um anestésico local, utilizando os métodos de infiltração ou de condução.

Isolamento e remoção de cáries

É aplicado um dique de borracha para isolamento. Após a remoção da estrutura dentária cariada, o acesso à câmara pulpar é feito em linha reta, utilizando a área de exposição como ponto de partida e removendo totalmente o teto da câmara pulpar com uma broca esterilizada.

Controlo de hemorragias

A hemorragia pode ser controlada com:

- Agente hemostático, p. ex., hipoclorito de sódio a 6 por cento
- Aplicação de pressão com algodão húmido
- Eletrocirurgia
- Lasers

Instrumentação

Durante o procedimento de pulpotomia, a polpa é amputada com qualquer um dos seguintes métodos:

- Escavadora de colher afiada
- Grande broca redonda rotativa em velocidade lenta
- Broca de diamante em alta velocidade
- Lasers

- Eletrocirurgia

A porção coronal da polpa é removida com uma escavadora de colher grande, afiada e esterilizada ou com uma cureta periodontal. A broca de alta velocidade com líquido de refrigeração é superior à escavadora de colher ou à broca redonda de baixa velocidade e é menos traumática para a polpa subjacente.

- Pode ser necessário usar uma broca para remover a porção coronal da polpa em dentes anteriores nos quais a câmara pulpar é pequena e indistinta do canal radicular. Nos dentes posteriores, a porção bulbosa da polpa contida na câmara pulpar até os orifícios dos canais radiculares deve ser removida. Nos dentes anteriores, deve ser removida a porção bulbosa até ao terço cervical do canal radicular, mas não para além deste.
- Deve-se deixar o máximo possível de tecido pulpar no canal radicular para permitir a maturação de toda a raiz, e não apenas de uma parte dela. Uma raiz parcialmente maturada é fraca e suscetível de ser fracturada por forças oclusais.
- As escavadoras com hastes extralongas são frequentemente necessárias para alcançar as câmaras pulpares dos dentes molares para retirar os renitentes pulpares aderentes ao assoalho pulpar.
- A torção do coto pulpar comprime o tecido, com consequente necrose. O tecido pulpar na entrada dos canais radiculares e aquele confinado dentro dos canais radiculares não deve ser perturbado.(grossman)

Colocação de medicamentos e restauração permanente

Se necessário, pode ser colocado um medicamento adequado sobre o coto pulpar, que é depois restaurado com uma restauração permanente, após o que é colocada uma coroa de aço inoxidável.

Acompanhamento

- O dente deve ser examinado com radiografias e testes de vitalidade de 3 em 3 meses. Pode ser necessária uma corrente ligeiramente superior à normal para obter uma resposta à polpa eléctrica.[9]

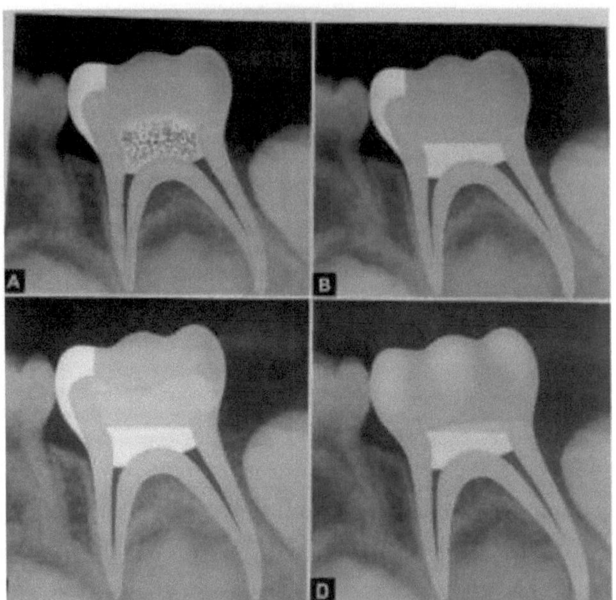

Figura: 3 **Pulpotomia:**

A: Dente cariado

C: Dente restaurado

B: Dente pulpotomizado

D: Reabilitação completa

6 MATERIAIS UTILIZADOS NA PULPOTOMIA

Formocresol Pulpotomia

Introdução

O formocresol tem sido utilizado na medicina dentária há 100 anos e na pulpotomia de dentes decíduos há 80 anos. A utilização do formocresol em medicina dentária continua a ser muito controversa devido a relatos de uma ampla distribuição do medicamento após injeção sistémica e à demonstração de uma resposta imunitária a tecido autólogo fixado com formocresol implantado em tecidos conjuntivos ou injetado nos canais radiculares. No entanto, apesar dos riscos potenciais, a pulpotomia com formocresol continua a ser uma opção de tratamento para dentes decíduos com exposição vital e cariosa da polpa, em que a inflamação ou degeneração é considerada confinada à polpa coronal. O último inquérito mundial às escolas de medicina dentária revelou que a maioria dos departamentos de odontopediatria e os odontopediatras praticantes defendiam a técnica da pulpotomia com formocresol.

O medo de danos ao dente sucessor tem sido apresentado como um argumento contra a pulpotomia com formocresol em dentes decíduos. Os estudos têm mostrado resultados contraditórios, que vão desde a mesma incidência de defeitos de esmalte em dentes contralaterais tratados e não tratados até um aumento de defeitos e alterações posicionais do dente permanente subjacente.

COMPOSIÇÃO [37]

Fórmula de Buckley

Cresol-35%

Glicerol-15%

Formaldeído-19%

Água-100% [36]

Preparação[37]

Atualmente, utilizamos uma concentração de 1/5th da fórmula de Buckley, que é preparada pelo seguinte método:

- Diluir 3 partes (90 ml) de glicerina com 1 parte (30 ml) de água destilada esterilizada; misturar bem
- Adicionar 1 parte de formocresol a 4 partes de diluente:
- Adicionar 30 ml de formocresol a 120 ml de diluente para obter 150 ml de formocresol diluído, ou seja, 1/5 da concentração emth .

A utilização de uma concentração de um quinto de formocresol para pulpotomias reduziu as complicações pós-operatórias e melhorou a taxa de recuperação dos efeitos citotóxicos quando diluído. Por conseguinte, existem provas suficientes de que, se o formocresol tiver de ser utilizado, as concentrações de um quinto devem ser preferidas para os procedimentos de pulpotomia, uma vez que são tão eficazes e menos prejudiciais do que a preparação tradicional.

Mecanismo de ação [37]

Previne a autólise dos tecidos ligando-se às proteínas. Esta ligação é de grupos peptídicos de aminoácidos de cadeia lateral e é um processo reversível realizado sem alterar a estrutura básica das moléculas de proteína.

Alterações histológicas [37]

Estas foram demonstradas por **Mass** e **Zilbermann** em 1933 e também por **Massler** e **Mansokhani** em 1959.

A. De imediato, a polpa torna-se fibrosa e acidófila.

B. Sete a dezassete dias: Aparecem três zonas:

a) Uma ampla zona de fixação acidofílica

b) Uma ampla zona de atrofia de coloração pálida com fraca definição celular

c) Uma ampla zona de inflamação que se estende apicalmente ao tecido pulpar normal

C. Um ano

Movimento apical progressivo destas zonas, restando apenas a zona acidófila no final de um ano.

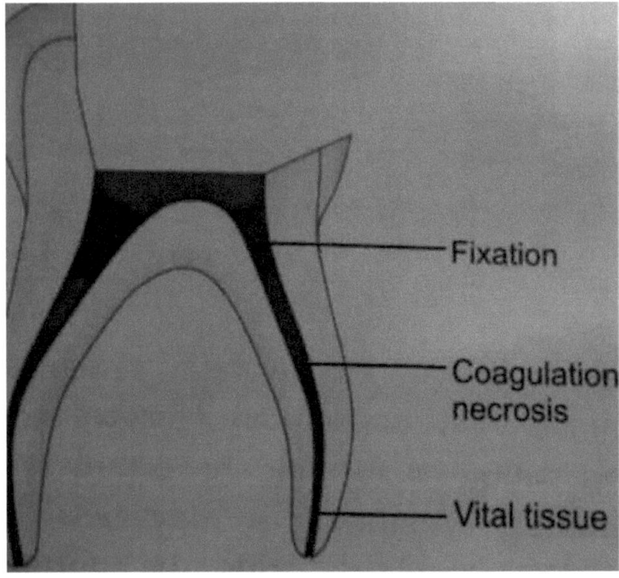

Figura: 4 Zonas após fixação com formocresol

Após a avaliação histológica da pulpotomia com formocresol, podem ser observados os seguintes resultados:

- Na polpa, foi encontrado um aumento de células inflamatórias.
- A camada odontoblástica não estava intacta em todo o complexo dentino-pulpar (figura: 4).
- As pedras de polpa foram isoladas e espalhadas .
- A ponte de dentina não foi observada. (figura:5)
- Foi observada uma zona de atrofia na porção radicular da polpa

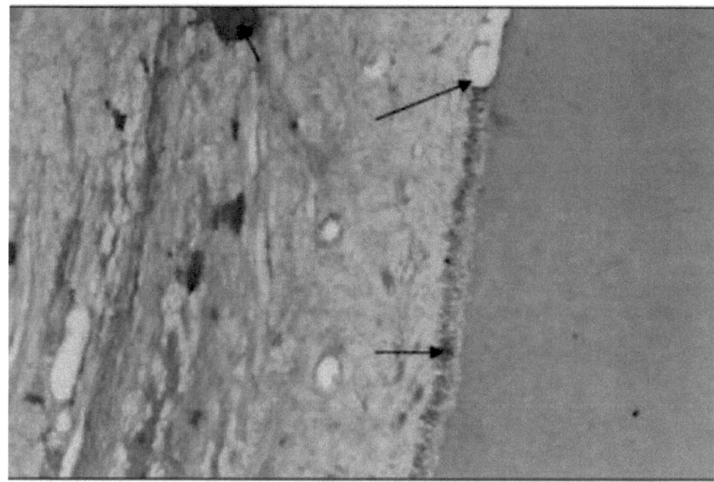

Figura: 5 A integridade do odontoblasto não é mantida

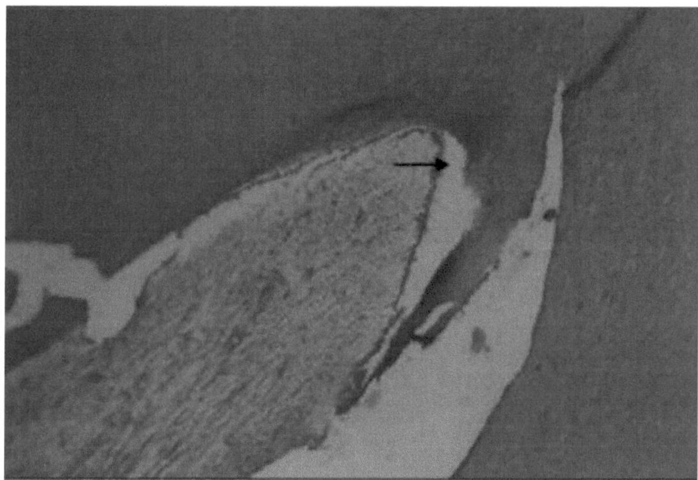

Figura: 6 Sem evidência de formação de ponte de dentina

O formocresol foi introduzido por

- **Buckley em 1904**[37] e, desde então, muitas modificações foram experimentadas e defendidas relativamente às técnicas de pulpotomias com formocresol.
- **Sweet (1930)**[26] introduziu a técnica do formocresol de múltiplas visitas. A metodologia original de Sweet exigia que o procedimento fosse realizado em várias consultas em que o formocresol era deixado em contacto com o tecido radicular durante longos períodos de tempo (2-3 dias). Este procedimento foi concebido para mumificar completamente o tecido. Quando completamente fixado, a polpa radicular era teoricamente esterilizada e desvitalizada, evitando assim a infeção e a reabsorção

interna.

No entanto, Sweet reduziu o número de visitas ao longo dos anos, presumivelmente devido a considerações económicas e de gestão do comportamento.

- **Nacth (1956)**[38] propôs uma técnica de desvitalização modificada, na qual o procedimento de pulpotomia era efectuado numa ou duas consultas.
- **Doyle et al (1962)**[39] utilizaram um procedimento de duas consultas no seu estudo comparativo do formocresol e do hidróxido de cálcio. O procedimento de duas visitas era, na verdade, um procedimento de duas consultas em que o formocresol era aplicado no dente na primeira consulta. A base, misturada com paraformaldeído, foi colocada no mesmo dente na consulta seguinte.(balaprasanna)
- **Berger (1963)**[40] foi o primeiro a avaliar a técnica do formocresol, habitualmente utilizada na prática clínica. Utilizou um método de uma consulta com uma aplicação de 5 minutos de formocresol. Esta aplicação foi seguida de uma base de óxido de zinco eugenol com o formocresol adicionado ao eugenol. Relatou uma substituição gradual do tecido apical por tecido de granulação. O tecido de substituição progrediu coronalmente, substituindo o tecido afetado pelo formocresol. Foi teorizado que o tecido derivava do ligamento periodontal
- **Redig (1968)**[41] relatou os resultados de um protocolo de formocresol de cinco minutos e, desde essa altura, a mumificação foi abandonada pela profissão.
- **Roberts (1996)**[42] relatou prospectivamente o sucesso clínico e o efeito sobre a idade em que os molares primários que tinham recebido pulpotomias de formocresol esfoliaram. Foi registada uma elevada taxa de sucesso clínico entre os dentes vitais. Não houve efeito significativo na esfoliação de dentes decíduos após o tratamento pulpar...

O uso do formocresol em odontologia continua muito controverso devido aos relatos. A pulpotomia com formocresol é o procedimento que utiliza a necrose coagulativa da parte superficial do coto radicular pulpotomizado, mantendo a vitalidade da polpa subjacente.

O tratamento de dentes decíduos com pulpotomia com formocresol é um método comummente aceite em muitos países nos últimos 60 anos. No entanto, os estudos actuais apresentam informações e orientações para a limitação da técnica do formocresol para a amputação vital, devido às provas obtidas através de testes em animais sobre o potencial mutagénico, carcinogénico, imunogénico e de toxicidade do formaldeído.[34]

A técnica atual de pulpotomia com formocresol é uma modificação da técnica relatada por Sweet em 1930. O efeito do formocresol no tecido pulpar é controlado pela quantidade que se difunde no tecido e depende do tempo de aplicação, da concentração utilizada, do método de aplicação ou da combinação de todos estes factores.

Havia dois métodos para utilizar o formocresol. O método de cinco minutos, ou pulpotomia de um estágio, era reservado para dentes decíduos nos quais a polpa era considerada vital. O método dos sete dias era utilizado para dentes em que o controlo da hemorragia era um problema. Cinco minutos e sete dias designam o período de tempo em que um pedaço de algodão humedecido com formocresol está em contacto com a polpa.

Última tendência na pulpotomia com formocresol

Embora a recomendação seja que o algodão humedecido com uma concentração de 1:5 de formocresol seja aplicado nos cotos da polpa durante 5 minutos, deve reconhecer-se que o tempo de aplicação de 5 minutos foi determinado de forma algo arbitrária. Gracia-Godoy, Novakovic e Carvajal sugeriram que o tempo de aplicação de 1 minuto pode ser adequado e talvez superior aos 5 minutos recomendados, com base no seu trabalho limitado com pulpotomias.

Com base no estudo efectuado por **Zahra A et al.**, podem ser tiradas as seguintes conclusões

1. A técnica modificada de pulpotomia com formocresol de 1 minuto demonstrou uma elevada taxa de sucesso clínico global (99%)
2. A técnica modificada de pulpotomia com formocresol de 1 minuto demonstrou uma elevada taxa de sucesso radiográfico global (90%). Globalmente, foi obtida uma taxa de sobrevivência cumulativa de aproximadamente 87% aos 5 anos.
3. Os 2 tipos mais comuns de falha radiográfica foram a reabsorção radicular interna (5%) e a obliteração do canal pulpar (2%).

Assim, a técnica de 1 minuto com formocresol de força total pode ser considerada uma alternativa aceitável à pulpotomia com formocresol de 5 minutos. [43]

Causas de insucesso da pulpotomia com formocresol

Após o ensaio clínico inicial efectuado por **Redig (1968),** o tratamento de cinco minutos com formocresol tornou-se e continua a ser o padrão em relação ao qual todas as novas modalidades são comparadas. No entanto, a vantagem original de mumificação completa, esterilização e supressão metabólica foi perdida. Em vez disso, o tratamento curto deixa a polpa apenas parcialmente desvitalizada (normalmente, a polpa permanece meio morta, meio vital e cronicamente inflamada). Neste estado, a polpa é suscetível à formação de abcessos e a raiz à reabsorção interna.

Durante muitos anos, tem havido controvérsia sobre o valor dos medicamentos antimicrobianos para pensos em pulpotomias. Foram efectuadas muitas investigações para medir o risco de exposição ao formocresol. Ficou claro que este possui um risco potencial tóxico mutagénico e carcinogénico conhecido nos seres humanos. [41]

TÉCNICA

A pulpotomia com formocresol é utilizada em dentes decíduos com raízes consideradas livres de inflamação e infeção. Após a conclusão do diagnóstico, o dente primário é anestesiado e isolado com um dique de borracha. Todas as cáries são removidas, e todo o teto da câmara pulpar é cortado com uma broca de alta velocidade e um abundante jato de água. A hemorragia é controlada com bolinhas de algodão ligeiramente humedecidas colocadas contra os cotos da polpa na abertura dos canais radiculares. Quando a hemorragia tiver sido controlada, coloca-se formocresol diluído a um quinto numa bola de algodão em contacto direto com os cotos da polpa. Após a saturação e antes da penetração no dente, o algodão é enxugado para remover o excesso de formocresol.

O formocresol é deixado em contacto com os cepos da pasta durante 5 minutos. Coloca-se uma base de cimento ZOE sobre os cotos pulpares e deixa-se endurecer. O dente pode então ser restaurado de forma definitiva. [36]

TOXICIDADE DO FORMOCRESOL

As propriedades tóxicas do formocresol registadas são:

- Hipoplasia de dentes permanentes
- Distribuição sistémica
- Antigenecidade
- Mutagenicidade e carcinogenicidade
- Ocorrência de dermatite e faringite

Os efeitos mutagénicos e carcinogénicos da exposição ao formaldeído foram demonstrados numa série de investigações em animais. Swenberg e colegas14 e Kerns e outros15 encontraram uma relação entre a exposição ao formaldeído e o desenvolvimento de carcinoma de células escamosas em ratos.

Uma investigação clínica recente em humanos relatou que 10% das crianças que receberam uma única pulpotomia com formocresol demonstraram aumentos estatisticamente significativos nas aberrações cromossómicas não detectadas em indivíduos de controlo.17 Os dentistas realizam habitualmente várias pulpotomias com formocresol durante uma única consulta para crianças com cáries graves na primeira infância.

A Agência Internacional de Investigação do Cancro (IARC) da Organização Mundial de Saúde reclassificou recentemente o formaldeído como um conhecido agente cancerígeno para o ser humano. Num comunicado de imprensa de junho de 2004,

o IARC declarou que existem provas suficientes de que o formaldeído causa cancro da nasofaringe, provas limitadas de que causa carcinoma dos seios nasais e paranasais e provas fortes mas não

provas suficientes de que o formaldeído provoca leucemia nos seres humanos. Foram estabelecidas provas suficientes sobre a carcinogenicidade do formaldeído e o mecanismo de carcinogenicidade a partir de estudos em seres humanos. [28]

Eletrocirurgia

Outra forma de desvitalização não química desenvolvida é a pulpotomia electrocirúrgica. Trata-se de um método de corte e coagulação dos tecidos moles através de ondas de rádio de alta frequência que atravessam as células dos tecidos.

Mark foi o primeiro dentista dos EUA a realizar pulpotomias electrocirúrgicas por rotina em 1993, com uma taxa de sucesso de 99% para molares primários.

É descrita como uma técnica em que o efeito de corte de uma electrosecção é realizado sem pressão manual ou esmagamento das células dos tecidos. Resulta do calor gerado pela resistência dos tecidos que oferecem passagem a uma corrente de radiofrequência aplicada com uma antena fina denominada elétrodo cirúrgico. Ao contrário do cautério, esta técnica permite um controlo mais preciso do calor no local da cirurgia e, por conseguinte, uma destruição mínima dos tecidos.

As vantagens da pulpotomia electrocirúrgica são semelhantes. A penetração pulpar, auto-limitada, tem apenas algumas camadas celulares de profundidade. Existe uma boa visualização e homeostasia sem coagulação química ou envolvimento sistémico. Consome menos tempo do que a abordagem com formocresol. O electrocautério carboniza e o calor desnatura a polpa e a contaminação bacteriana. Pode não ser adequado se tiver ocorrido reabsorção apical da raiz. De forma notável, Mack e Dean relataram uma taxa de sucesso muito elevada com esta técnica.

A pulpotomia electrocirúrgica com remoção mecânica da polpa coronal ou remoção eléctrica da polpa coronal induz a formação de dentina reparadora. Esta apresenta-se sob a forma de ponte nos locais de amputação pulpar ou ao longo das paredes do canal. Indica o esforço da polpa vital saudável atual para cicatrizar a área de insulto. Esta técnica também aumenta a atividade fibroblástica nas porções média e apical das raízes com reabsorção precoce, uma vez que o tecido pulpar tenta renovar-se com a proliferação de fibroblastos.

- **Oztas et al.** referiram que a técnica de pulpotomia com formocresol é histopatologicamente superior à técnica de pulpotomia electrocirúrgica, uma vez que verificaram a presença de inflamação, fibrose, necrose e reabsorção. Por outro lado, El Meligy *et al.* mostraram que os dentes tratados por pulpotomia electrocirúrgica apresentavam menos reação histopatológica do que a pulpotomia com formocresol. [44]
- **Shulman et al (1987) realizaram** um estudo histológico que comparou as técnicas de eletrocirurgia e de pulpotomia com formocresol em dentes decíduos de macaco. Relataram que os dentes tratados com eletrocirurgia apresentavam reabsorção radicular patológica, patologia periapical e um espetro de efeitos pulpares, incluindo inflamação aguda e crónica, edema, fibrose e necrose difusa.
- **Mack e Dean (1993)**, no seu estudo clínico e radiográfico retrospetivo em humanos, relataram uma taxa de sucesso no procedimento de pulpotomia electrocirúrgica após 2 anos. Este estudo foi comparado com um estudo anterior de pulpotomia com formocresol de conceção semelhante, que mostrou uma taxa de sucesso significativamente mais elevada para o procedimento de pulpotomia electrocirúrgica. [17]
- **Dean et al (2002)** compararam prospectivamente pulpotomia electrocirúrgica versus pulpotomias com formocresol em dentes decíduos vitais humanos. Este estudo não conseguiu demonstrar diferenças clínicas e radiográficas na taxa de sucesso entre as técnicas electrocirúrgica e com formocresol.

No entanto, o procedimento electrocirúrgico tem duas vantagens distintas, na medida em que pode ser realizado mais rapidamente e não estão envolvidos medicamentos que possam produzir efeitos sistémicos indesejáveis.

LASERS

Introdução

Num esforço para encontrar uma alternativa biologicamente mais aceitável e eficaz ao formocresol, foram sugeridas técnicas hemostáticas não farmacológicas para o procedimento de pulpotomia, como a terapia com laser.

O termo laser é um acrónimo que significa "amplificação da luz por emissão estimulada de radiação". Trata-se de uma energia electromagnética com propriedades unidireccionais e monocromáticas que a distinguem da vulgar energia de radiação desorganizada. Os lasers permitem transmitir e concentrar feixes de luz com níveis de energia elevados num local desejado. Este feixe de luz de alta energia pode exercer efeitos químicos, mecânicos ou térmicos no organismo.

A aplicação de diferentes tipos de lasers na medicina está tão generalizada que se tornou a modalidade de tratamento padrão num grande número de áreas médicas, como a oftalmologia e a dermatologia, para vários procedimentos de rotina. Também a medicina dentária está a evoluir de forma e a um ritmo semelhantes aos de outras áreas médicas.

Propriedades

O laser de dióxido de carbono tem amplas aplicações em procedimentos de cirurgia oral e geral que envolvem tecidos moles. O laser emite um feixe de infravermelhos com um comprimento de onda de 10,6 m, tem afinidade com a água e é capaz de produzir uma cauterização bem localizada dos tecidos moles. O tecido é removido por ablação através da conversão do feixe laser em calor. Com base nestas caraterísticas, o laser de dióxido de carbono parece ser uma alternativa prometedora para a terapia de pulpotomia.[44]

A resposta histológica da polpa dentária após diferentes tipos de irradiação laser foi avaliada em alguns estudos. Os resultados revelaram que a irradiação laser causou carbonização, necrose e infiltração de células inflamatórias, edema e hemorragia no tecido pulpar. A irradiação laser foi eficaz para o crescimento de fibroblastos e induziu efeitos supressores para os macrófagos. Para além disso, foram investigados os efeitos da irradiação laser na pulpotomia vital. Observou-se que a irradiação laser induziu o aumento da calcificação na superfície da ferida e estimulou a formação de tecido calcificado. Estas observações indicam que a irradiação laser é um método útil para a pulpotomia vital. [44]

- **Jeng-fen Liu** et al, em 1999, estudaram o efeito do laser Nd: YAG para pulpotomia em dentes decíduos e observaram 100% de sucesso sem sinais ou sintomas, e apenas um dente apresentava reabsorção interna na visita de acompanhamento de seis meses. [37]

Foram realizados vários estudos sobre a energia laser para ultrapassar os défices histológicos da electro-sugestão. Idealmente, a irradiação laser cria uma zona superficial de necrose de coagulação que permanece compatível com o tecido subjacente.

- **Sognaes e Stern** propuseram a utilização de lasers para prevenir as cáries em 1965; no entanto, só em 1990 é que os lasers se tornaram parte integrante da prática dentária.

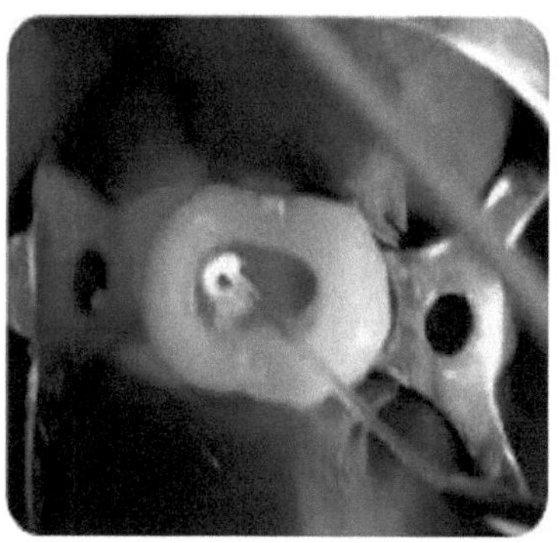

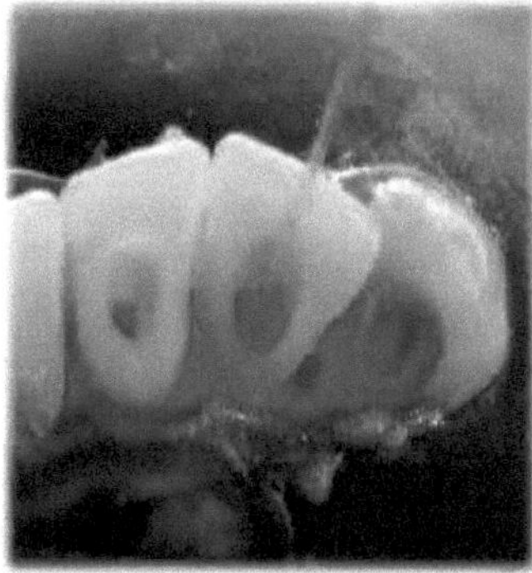

Figura: 7 **Pulpotomia a laser**

Aplicação

Os lasers podem ser utilizados em odontopediatria em procedimentos de tratamento minimamente invasivos, incluindo o diagnóstico de doenças dentárias e a prevenção, a remoção de tecido doente e a preservação das restantes estruturas saudáveis.

Devido ao número cada vez maior de lesões de cárie oclusais, os métodos de diagnóstico devem detetar estas lesões precocemente e com maior precisão para evitar procedimentos de restauração desnecessários. Parece que a fluorescência laser é comparável às técnicas padrão de deteção de cáries em fossas e fissuras oclusais.

A tecnologia laser também pode ser utilizada em pulpotomia e pulpectomia, e em diferentes modalidades de tratamento cirúrgico ou de patologia oral. Esta técnica revela os efeitos favoráveis dos lasers em procedimentos de pulpotomia de dentes decíduos. A aplicação de um feixe de laser nos canais radiculares diminui a contagem microbiana, promovendo a descontaminação do canal. O efeito bactericida no canal radicular é de aproximadamente 99%.

Vantagens

Os lasers são as ferramentas minimamente invasivas mais importantes na medicina dentária e as provas mostram que continuarão a ser uma ferramenta excelente no campo da medicina dentária. A cirurgia com laser é superior à cirurgia com bisturi por várias razões. A cirurgia dos tecidos moles com a utilização de lasers oferece algumas vantagens, incluindo a necessidade de uma pequena quantidade de agentes anestésicos locais, uma melhor precisão de corte com o laser do que com o bisturi, um corte claramente visível e uma hemostase mais rápida, porque o laser obstrui os vasos linfáticos e sanguíneos, um baixo risco de infecções pós-operatórias porque o feixe de laser esteriliza o tecido simultaneamente com o corte e uma dor e inchaço pós-operatórios mínimos, o que leva a uma cicatrização pós-operatória mais rápida e a uma menor formação de cicatrizes.(L1)

O laser de díodo é o mais adequado para a técnica de pulpotomia devido à elevada absorção do comprimento de onda em que a energia é produzida em tecidos como a polpa dentária, que têm um teor de água muito elevado. Além disso, uma vez que este laser é um laser de contacto, apenas os tecidos moles em contacto imediato com a ponta emissora do laser são afectados, deixando os restantes tecidos inalterados. O laser não tem qualquer efeito sobre os tecidos duros. Com base nestas caraterísticas, o laser de díodo parece ser promissor como alternativa à terapia de pulpotomia.

Glutaraldeído

O glutaraldeído foi introduzido por Kopel em 1979. Nos últimos anos, o glutaraldeído tem sido proposto como uma alternativa ao formocresol com base nas suas propriedades fixadoras superiores, penetração auto-limitante, baixa antigenicidade, baixa toxicidade e eliminação do cresol. É uma solução incolor com um odor suave e um ponto de ebulição de 183°C a 187°C, é solúvel em água e produz uma ligeira acidez aquando da contaminação. O glutaraldeído é um reagente quimicamente bifuncional, que forma fortes ligações proteicas intra e intermoleculares, levando a uma fixação superior por ligação cruzada.[44]

As seguintes zonas histológicas foram descritas por Atkinson et al. [12]

1. Zona de fixação
2. Zona de fibroblastos pró-inflamatórios
3. Polpa vital

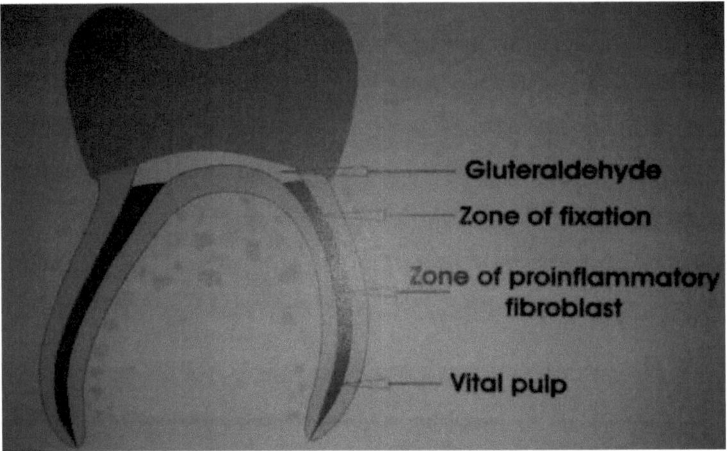

Figura: 8 **Ação do glutaraldeído na polpa**

O gluteraldeído, outro agente com propriedades fixadoras de tecidos, surgiu como material de pulpotomia em meados da década de 1970. Parecia ser uma escolha melhor devido às baixas chances de difusão através do forame apical. Apesar de existirem evidências da absorção sistémica do glutaraldeído após a pulpotomia, este demonstrou ser menos tóxico, com baixo potencial de resposta alérgica e mutagenicidade.

Um conjunto de investigações levou alguns investigadores a sugerir que o glutaraldeído deveria substituir o formocresol como medicamento de eleição para procedimentos de pulpotomia química em dentes decíduos.

Ao contrário da resposta variada ao formocresol, uma grande percentagem do tecido pulpar subjacente permanece vital e sem inflamação. Uma zona estreita de tecido fixo eosinofílico, corado e comprimido, encontra-se diretamente por baixo da área de aplicação e mistura-se com tecido vital de aspeto normal apicalmente. Com o tempo, a zona fixada pelo glutaraldeído é substituída por tecido colagénio denso através da ação macrofágica.

O glutaraldeído é absorvido a partir dos locais vitais da pulpotomia. No entanto, ao contrário do formocresol, que é absorvido e distribuído por todo o corpo poucos minutos após a colocação, o glutaraldeído não perfunde o tecido pulpar até ao ápice e demonstra uma menor distribuição sistémica imediatamente após a aplicação.

Praticamente não foram demonstrados efeitos tóxicos após a administração de glutaraldeído. Grandes doses (ou seja, até 500 vezes a quantidade aplicada num procedimento de pulpotomia) causam poucos efeitos tóxicos.

Embora se tenha demonstrado que o glutaraldeído produz produtos antigénicos de forma muito semelhante ao formocresol, tem uma antigenecidade relativamente baixa em comparação com o formocresol.

A indicação, contraindicação e técnica para a pulpotomia com glutaraldeído são as mesmas que para a pulpotomia com formocresol, exceto que o glutaraldeído é substituído pelo formocresol.

A aplicação de glutaraldeído através da incorporação em ZOE conduziu a uma elevada taxa de insucesso, contra-indicando assim esta via de administração. O tamponamento do glutaraldeído, o aumento da sua concentração e a aplicação durante períodos mais longos aumentam o grau de fixação. Apenas as soluções mais fortes aumentam a profundidade da fixação. Uma maior fixação confere maior resistência à remoção e substituição do tecido fixado. Concentrações fracas e tempos de aplicação curtos conduzem a respostas inflamatórias mais graves no tecido pulpar subjacente e a um eventual fracasso.

A investigação levou Ranly et al a recomendar glutaraldeído tamponado a 4% com um tempo de aplicação de 4 minutos ou 8% durante 2 minutos.

A taxa de sucesso clínico global do gluteraldeído situou-se entre 74% e 100% nos períodos de seguimento que variaram entre 6 meses e 42 meses. No entanto, não substituiu o formocresol na pulpotomia porque as preocupações com a segurança não estavam totalmente esclarecidas e os relatórios sobre o sucesso eram contraditórios.[31]

A concentração de 2-5% de glutaraldeído é considerada segura para o sucesso clínico. As únicas limitações do gluteraldeído são a instabilidade devido ao curto prazo de validade e o facto de ter de ser preparado de fresco.[44]

Glutaraldeído versus formocresol

O glutaraldeído é um excelente agente bactericida e parece oferecer algumas vantagens em comparação com o formocresol.

Berson e Good relataram que o glutaraldeído parece ser superior às preparações de formaldeído para a terapia pulpar nos seguintes aspectos:

- As reacções com formaldeído são reversíveis, mas as reacções com glutaraldeído não o são.
- O formaldeído é uma molécula pequena que penetra no forame apical, enquanto o glutaraldeído

é uma molécula maior que não o faz.

- O formaldeído requer um longo tempo de reação e um excesso de solução para fixar os tecidos, ao passo que o glutaraldeído fixa os tecidos instantaneamente e não é necessário um excesso de solução.

Lakka et al verificaram que apenas uma quantidade mínima de glutaraldeído se difundia através do tecido pulpar radicular quando comparado com o formocresol.

Hill et al compararam o glutaraldeído com o formocresol in vitro no que respeita aos seus efeitos antimicrobianos e citotóxicos e concluíram que o formocresol, na sua concentração mais baixa, era consideravelmente mais antimicrobiano do que o glutaraldeído. [5]

Sulfato férrico

Introdução

O sulfato férrico tem recebido a atenção mais recente como uma alternativa ao formocresol nas escolhas de pulpotomia. Este material, quando em contacto com o tecido, forma um complexo férrico de oleína-proteína que oclui mecanicamente os capilares no local da amputação pulpar. O tecido pulpar subjacente é então deixado a cicatrizar.

O sulfato férrico é um produto químico não aldeídico. Controla a hemorragia pulpar, evitando assim os problemas causados pela formação de coágulos e minimizando a inflamação e a reabsorção interna.

O sulfato férrico numa solução a 15,5 por cento tem sido habitualmente utilizado como agente coagulante e hemostático de retração para impressões de coroas e pontes e é ligeiramente ácido.

- Landau e Johnson encontraram uma resposta pulpar mais favorável a uma solução de sulfato férrico do que ao hidróxido de cálcio em pulpotomias de primatas.

Mecanismo de ação

O mecanismo de ação ainda é debatido, mas a aglutinação das proteínas do sangue resulta da reação do sangue com iões férrico e sulfato. As proteínas aglutinadas formam tampões que ocluem os orifícios capilares.

O sulfato férrico actua como agente de pulpotomia com base na teoria de que o seu mecanismo de controlo da hemorragia pode minimizar as hipóteses de inflamação e reabsorção interna.

- **Ranly** propôs que as proteínas metálicas coaguladas na superfície do coto pulpar actuam como uma barreira aos componentes irritantes da sub-base.
- **Shaw et al. (1987)** também encontraram danos reversíveis no tecido conjuntivo adjacente à gengiva sulcular após a aplicação de sulfato férrico. Em contacto com o sangue, os iões férricos formam um complexo férrico e a membrana deste complexo sela mecanicamente os vasos sanguíneos cortados e proporciona hemostasia e um complexo de proteínas aglutinadas, que produz um coágulo sanguíneo que oclui os orifícios capilares. As propriedades hemostáticas do sulfato férrico e a resposta pulpar favorável fazem dele um medicamento promissor para a pulpotomia.

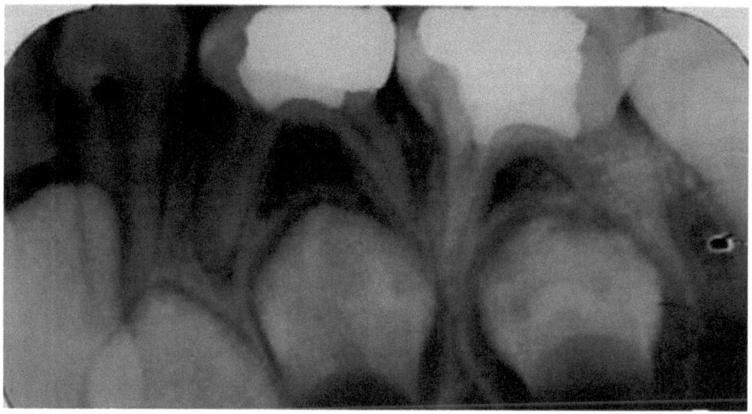

Figura: 9 **Radiografia periapical do segundo molar inferior primário com obliteração do canal pulpar 12 meses após a pulpotomia; A: sulfato férrico**

Hidróxido de cálcio

O hidróxido de cálcio é atualmente recomendado como um dos medicamentos preferidos para a terapia pulpar vital na dentição permanente, **mas não é indicado como agente para pulpotomia em dentes decíduos**, uma vez que está associado à reabsorção interna em dentes decíduos.

A reabsorção interna pode resultar da sobre-estimulação da polpa primária pelo hidróxido de cálcio altamente alcalino. Esta sobre-estimulação induzida pela alcalinidade pode causar metaplasia no tecido pulpar, levando à formação de odontoclastos. Além disso, uma microinfiltração não detectada poderia permitir que um grande número de bactérias invadisse a polpa e anulasse os efeitos benéficos do hidróxido de cálcio. [5]

O hidróxido de cálcio é aplicado na polpa amputada e é socado contra a polpa com uma placa de algodão esterilizada. A câmara pulpar deve ser preenchida até uma profundidade de, pelo menos, 1-2 mm com hidróxido de cálcio, sobre o qual é aplicada uma base de cimento de ionómero de vidro ou um compómero fluido. [9]

O hidróxido de cálcio é um sal básico branco, cristalino e ligeiramente solúvel que se dissocia em iões de cálcio e iões hidroxilo em solução e apresenta uma elevada alcalinidade (pH 11). Em medicina dentária, é utilizado tanto na forma de endurecedor como de não endurecedor. Codman foi o primeiro a utilizar o hidróxido de cálcio no tratamento pulpar. Os dentistas também utilizam o hidróxido de cálcio devido às suas propriedades antimicrobianas e à sua capacidade de induzir a formação de tecido duro. [24]

O hidróxido de cálcio pode ser utilizado em muitas formas, tais como:

- Pasta obtida pela mistura de hidróxido de cálcio em pó com um dos seguintes meios, nomeadamente soro fisiológico, água destilada, solução anestésica local ou glicerina.
- Pasta comercial não molestável constituída por hidróxido de cálcio e metilcelulose, como o

metapex.

- Uma pasta comercial de presa rápida como Dycal.[9]

Agregado de trióxido mineral

Introdução

O agregado de trióxido mineral (MTA) foi introduzido por Torabinejad em 1993 e tem sido útil numa variedade de situações clínicas, tais como capeamento pulpar, pulpotomia e obturação de extremidades radiculares. O agregado de trióxido mineral (MTA) foi desenvolvido e introduzido em 1993 na Universidade de Loma Linda, Califórnia, EUA, como material de obturação de extremidades radiculares e foi aprovado pela Food and Drug Administration dos EUA para aplicação no tratamento de dentes humanos em 1998. O MTA é um material biocompatível e a sua capacidade de selagem é superior à da amálgama ou do óxido de zinco eugenol (ZOE). Verificou-se que o MTA tem a capacidade de estimular a libertação de citocinas das células ósseas, o que demonstra a assistência ativa do MTA na formação de tecido duro. [34]

Está atualmente disponível sob duas marcas, MTA Pro root (Dentsply) e MTA Angelus. As marcas não interferem com a resposta de citocinas pelos macrófagos. Está disponível nos tipos cinzento e branco. [27]

O efeito estimulante do MTA na atividade biossintética das células perirradiculares resulta principalmente na estimulação dos fibroblastos para a formação de um tecido conjuntivo fibroso e no rápido crescimento do ligamento periodontal devido à sua elevada capacidade de cicatrização. A formação de tecido duro parece ser activada progressivamente desde as paredes periféricas da raiz até ao centro do MTA. O MTA estimula a formação de dentina adjacente à polpa dentária, a dentinogénese do MTA pode dever-se à sua capacidade de selagem, biocompatibilidade, alcalinidade e o MTA proporciona uma selagem superior contra as bactérias. [27]

Composição

- Silicato tricálcico
- Silicato dicálcico
- Aluminato tricálcico
- Aluminoferrite de tetracácio
- Silicato de cálcio
- Óxido de bismuto (damle)

Os seus principais componentes são o silicato tricálcico, o aluminato tricálcico, o óxido tricálcico e o dióxido de silício. O bismuto é adicionado para obter radiopacidade.

Propriedades do MTA

- **Torabinejad** descreveu as propriedades físicas e químicas do MTA em 1995.
- Tem uma resistência à compressão igual à do óxido de zinco eugenol com reforço de polímero.
- É um material biocompatível e a sua capacidade de selagem é melhor do que a da

amálgama ou do ZOE.

- O pH inicial é 10,2 e o pH definido é 12,5.
- O tempo de presa do cimento é de 4 horas
- A resistência à compressão é de 70 MPA
- O MTA demonstrou a capacidade de induzir a formação de tecido duro nos tecidos pulpares e promove o rápido crescimento celular.
- De acordo com Torabinejad et al, o MTA tem um efeito antibacteriano em algumas bactérias facultativas. [37]
- A utilização do MTA como agente de capeamento pulpar ou para proporcionar selamento apical foi posta em dúvida, uma vez que se colocou a hipótese de a barreira de tecido duro formada pelo MTA poder desviar o botão do dente permanente quando o dente primário estiver próximo da esfoliação. Mas estudos recentes indicaram que o MTA pode ser utilizado com sucesso como agente de pulpotomia.
- O pó de MTA é misturado de acordo com as instruções do fabricante com água destilada para obter uma consistência de massa.
- Está provado que o MTA é um material de eleição melhor do que o hidróxido de cálcio em termos de cicatrização, qualidade do selamento proporcionado e biocompatibilidade superior.
- A mistura de MTA é colocada sobre a polpa amputada com a ajuda de uma pistola de suporte de MTA ou de um suporte de amálgama.
- Deve ser colocado na câmara de polpa e condensado ligeiramente com um chumaço de algodão húmido. [9]
- A espessura do MTA e o método de colocação afectam a capacidade de selamento. Utilizando um complexo proteína-corante in vitro para identificar fugas, uma espessura de 4 mm de MTA mostrou um selamento significativamente superior a uma espessura de 3 mm [Valois et al., 2004].
- A apexificação ortógrada do MTA resultou em mais fugas do que a colocação cirúrgica do MTA como obturação da extremidade radicular, devido ao difícil acesso e à condensação associada à resistência mínima de um ápice aberto [Hachmeister et al., 2002]. A condensação manual permitiu uma melhor adaptação do que a condensação ultra-sónica às paredes dos tubos de plástico que simulam os canais radiculares, atribuída à vibração excessiva da ponta ultra-sónica.

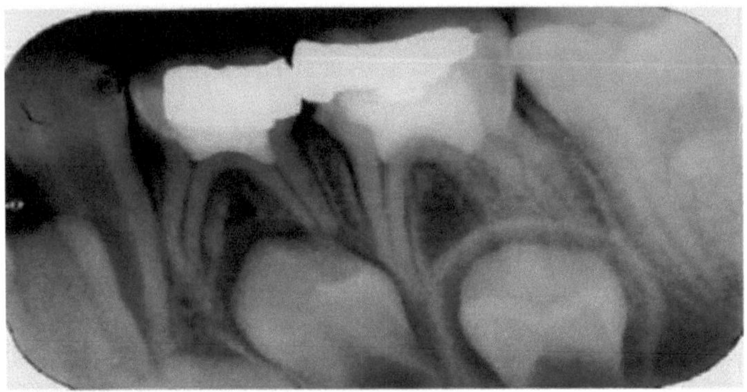

Figura: 10 **Aspeto normal da polpa 12 meses após a pulpotomia com MTA**

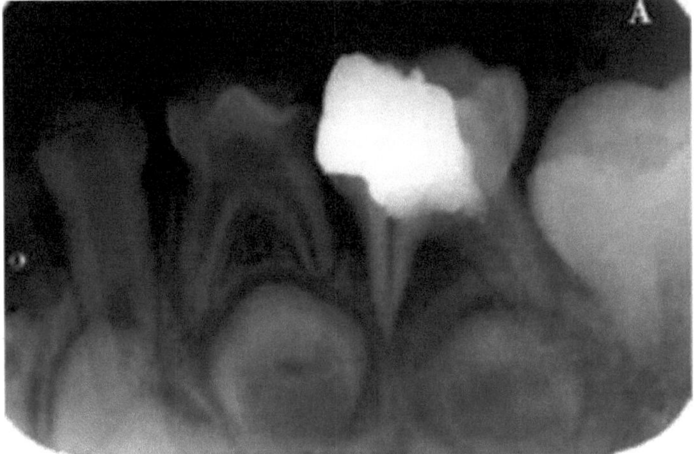

Figura: 11 **Radiografia periapical do segundo molar inferior primário;**

A: a reabsorção externa surgiu 12 meses após a pulpotomia com MTA,

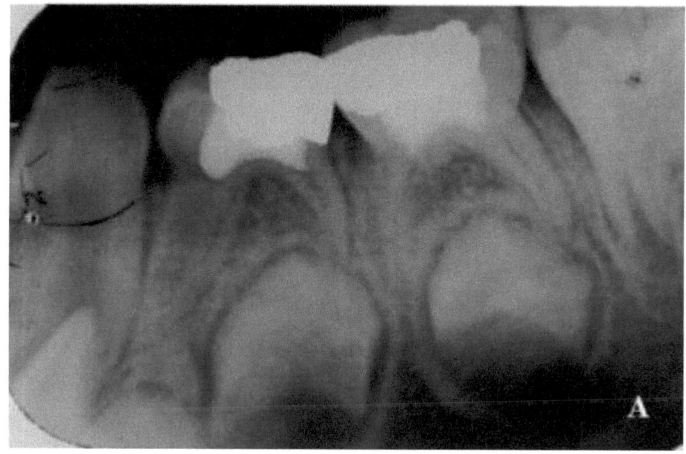

Figura: 12 **Radiografia periapical do segundo molar inferior primário com obliteração do canal pulpar 12 meses após a pulpotomia; A: MTA**

Mecanismo de ação

O seu mecanismo de ação é semelhante ao do hidróxido de cálcio e induz actividades fenotípicas osteogénicas como a fosfatase alcalina, a osteonectina, a osteocalcina, a osteopontina e resulta na formação de pontes de tecido duro. [34]

- **Torabinejad et al** demonstraram que o MTA previne a microinfiltração, é biocompatível e promove a regeneração dos tecidos originais quando é colocado em contacto com a polpa dentária ou com os tecidos perirradiculares.
- **Koh et al** acreditam que o MTA estimula a libertação de citocinas que, por sua vez, promovem a génese de tecido duro. Concluíram que o MTA não é um material dentário inerte, mas sim ativo na promoção da formação de tecido duro. Considerando que o MTA induz a libertação de citocinas e, consequentemente, estimula a aposição de matriz óssea.[27]
- **Thomson et al. (2003)** demonstraram in vitro uma adesão superior dos cementoblastos ao MTA em comparação com a amálgama e o IRM, e a expressão de genes para a cementogénese, o que levou os investigadores a classificar o MTA como cemento-condutor.

PROTEÍNA MORFOGÉNICA ÓSSEA

Introdução

Desde a descoberta das proteínas morfogenéticas ósseas (BMPs) como proteínas indutoras de osso por Urist, muitos investigadores demonstraram que as BMPs induzem a diferenciação de células estaminais e mesenquimais em células osteogénicas capazes de produzir osso. As teorias modernas da biologia molecular afirmam que as BMPs são proteínas morfogenéticas, ou seja, moléculas que induzem o genoma a iniciar a formação de uma área morfogenética. As BMPs difundem-se através de um gradiente de concentração, alterando assim o processo de desenvolvimento.

As BMPs foram identificadas pela primeira vez na década de 1960, mas as proteínas responsáveis pela indução óssea eram desconhecidas até à purificação e clonagem das BMPs humanas na década de 1980. As proteínas morfogenéticas ósseas (BMPs) são factores de crescimento multifuncionais pertencentes à superfamília do fator de crescimento transformador B. Os membros da família são expressos durante o desenvolvimento dos membros, ossificação endocondral, fratura precoce e reparação da cartilagem. A atividade de

As proteínas morfogénicas ósseas estimulam a indução e a diferenciação de células mesenquimatosas com formação de pontes de dentina.

Papel do protígeno morfogénico ósseo na pulpotomia

Recentemente, com as técnicas de biologia molecular, sabemos agora que existe uma família de proteínas que tem propriedades indutoras de osso e BMP é um termo genérico para esta família.

O efeito da BMP-2 e da BMP-4 humanas recombinantes, quando cobertas com matriz de dentina inactivada numa polpa amputada, foi visto como implicando que a BMP-2 e a BMP-4 humanas recombinantes induzem a diferenciação de células adultas da polpa em odontoblastos. A proteína osteogénica humana recombinante-1, quando colocada na polpa dentinária artificialmente exposta dos quatro porcos em miniatura, provocou a formação de uma quantidade substancial de tecido duro, colmatando assim completamente o defeito.

Méritos

- Não tem efeitos mutagénicos, carcinogénicos e citotóxicos
- É biocompatível
- Observa-se a formação de tecido duro

7 MATERIAIS MAIS RECENTES

Utilização de plaquetas liofilizadas e liofilizadas com hidróxido de cálcio como agente de pulpotomia

Estes compostos actuam como proteínas de sinalização que podem estar diretamente envolvidas na regulação da proliferação celular, migração e produção de matriz extracelular na polpa dentária.

A preparação liofilizada e liofilizada derivada de plaquetas contém o fator de crescimento transformador (TGF), o fator de crescimento derivado de plaquetas (PDGF), as proteínas morfogenéticas ósseas (BMPs) e o fator de crescimento da insulina (IGF).

Estas proteínas têm sido amplamente utilizadas na reconstrução oral e maxilofacial, em procedimentos adjuvantes relacionados com a colocação de implantes osseointegrados em humanos e na regeneração periodontal.

Kalaskar R e Damle (2004) avaliaram o potencial das plaquetas liofilizadas e liofilizadas com hidróxido de cálcio como agente de pulpotomia e concluíram que teve 100% de sucesso.

Derivado de matriz de esmalte como agente de pulpotomia

O derivado da matriz do esmalte é obtido a partir do esmalte embrionário, uma vez que a amelogenina demonstrou in vitro ser capaz de estimular a proliferação das células do ligamento periodontal mais cedo do que os fibroblastos gengivais e as células ósseas.

A capacidade da EMD para facilitar os processos regenerativos nos tecidos mesenquimatosos está bem estabelecida. Os processos induzidos pela EMD imitam, de facto, partes da odontogénese normal. Acredita-se que as proteínas EMD participam na sinalização recíproca ectodérmica-mesenquimal que controla e padroniza estes processos. Com base nestas observações, sugeriu-se que a amelogenina participava na diferenciação dos odontoblastos e na subsequente formação da pré-dentina.

O gel Emdogain (Straumann, Suíça) foi utilizado com sucesso para pulpotomias em dentes não infectados em estudos com animais.

Os componentes do EMD actuam como um sinal para a indução da diferenciação, maturação e biomineralização das células mesenquimatosas.

Formam uma matriz extracelular estável que proporciona um ambiente pulpar benéfico e protetor.

O Emdogain é um material bioindutivo compatível com os tecidos humanos vitais. Oferece um bom potencial de cicatrização e é capaz de induzir a formação de dentina, deixando o tecido pulpar remanescente saudável e funcional.

O Emdogain pode atuar de várias formas nas células mesenquimatosas que fornecem proteção à polpa. De acordo com Nakamura et al. quando uma ferida pulpar é exposta ao EMD, ocorrem passos substanciais num processo que se assemelha à cicatrização clássica de feridas com subsequente neogénese de tecido pulpar normal e reparação de tecidos pulpares normais e reparação de polpa dentária que inclui a rápida formação de matriz de fibrodentina e subsequente dentinogénese reparadora. Verificou-se também uma tendência acentuada para a angiogénese nas partes mais profundas das polpas, indicando um aumento do nível de crescimento e metabolismo celular. O tecido duro induzido pela

EMD assemelhava-se muito à osteodentina no início do processo e, mais tarde, tornou-se mais semelhante à dentina secundária. [37]

Pulpotomia mortal

- É também designada por pulpotomia não vital.
- Idealmente, os dentes não vitais devem ser tratados por pulpectomia, mas por vezes é impraticável devido a canais radiculares inegociáveis e à cooperação limitada do doente, pelo que se defende uma técnica de pulpotomia em duas fases.

Critérios de seleção

- História de dor espontânea.
- Inchaço, vermelhidão ou dor na mucosa
- Mobilidade dos dentes
- Tendência para a percussão
- Evidência radiográfica de reabsorção radicular patológica ou destruição óssea perirradicular.
- A polpa no local exposto não sangra.

Atualmente, o dente com os critérios de seleção acima mencionados é considerado para pulpectomia em vez de pulpotomia mortal.

Primeira marcação

Na primeira consulta, a polpa coronal necrótica é removida. A câmara pulpar é irrigada com soro fisiológico e seca com uma bola de algodão. A polpa radicular infetada é tratada com uma solução anti-séptica forte, como o cresol de faia. Mergulhar a pastilha em

O cimento temporário deve ser aplicado sobre a polpa radicular e o cresol de faia e remover o excesso humedecendo-o num algodão esterilizado e colocando-o na câmara pulpar sobre a polpa radicular. Selar a cavidade com um cimento provisório durante uma ou duas semanas.

Segunda nomeação

Na segunda consulta, isolar o dente, retirar o penso temporário e a pastilha de cresol de faia. Se os sintomas persistirem ou se não houver sinais de resolução da sinusite, deve ser tomada a decisão de repetir o tratamento ou de extrair o dente. Se não houver sintomas, a câmara pulpar pode ser preenchida com uma pasta anti-séptica. Durante o enchimento da câmara pulpar, a pasta anti-séptica pode ser empurrada firmemente para dentro dos canais radiculares com bolinhas de algodão. O dente pode ser restaurado com uma coroa de aço inoxidável.[36]

8 FALHAS

Os insucessos em dentes pulpotomizados - tais como radiolucência patológica, radiolucência inter-radicular, reabsorção externa, calcificação dos canais, inchaço, dor, sensibilidade, abcessos e quistos - realçam a importância do acompanhamento periódico. O diagnóstico de insucesso baseia-se principalmente no julgamento clínico; inclui a avaliação pré e intra-operatória do estado da polpa. A textura e a cor do tecido pulpar, bem como a cessação da hemorragia após a amputação coronal, têm sido utilizadas em odontopediatria como indicadores do estado da polpa radicular. Uma vez que não estão disponíveis instrumentos de diagnóstico mais precisos na situação clínica, algumas pulpotomias efectuadas em dentes seriam contra-indicadas do ponto de vista histológico. Esta pode ser a razão atribuída ao insucesso da pulpotomia. Estudos anteriores mostraram uma diminuição gradual da taxa de sucesso com o tempo, como foi observado no presente estudo. Isso pode ser atribuído à reabsorção fisiológica, à reabsorção radicular acelerada e à aproximação do tempo de esfoliação dos molares decíduos. Em geral, acredita-se que o eugenol livre, como encontrado na mistura de óxido de zinco e eugenol recém-preparada, poderia causar irritação significativa ao tecido pulpar vital, levando a uma redução nas taxas de sucesso. Para ultrapassar este facto, o cimento de policorboxilato pode ser utilizado como sub-base, devido ao seu maior tamanho molecular e menor irritação da polpa vital.

A comparação com estudos anteriores pode, por vezes, ser difícil devido à variação dos critérios de seleção dos casos, clínicos, radiográficos, metodológicos, materiais, concentração dos medicamentos, momento da aplicação e duração da avaliação, o que pode afetar o resultado final.[29]

9 CONCLUSÃO

A fundamentação da terapia pulpar desenvolveu-se a partir de estudos clínicos alargados e de técnicas histológicas melhoradas. Um resultado bem sucedido da terapia de pulpotomia deve basear-se em

- Estabelecimento de tecidos periodontais saudáveis
- Livre de reabsorção radicular patológica e
- Manutenção do dente primário num estado livre de infeção para manter o espaço para a erupção do seu sucessor permanente.

Com base na evidência científica encontrada até à data, os molares decíduos humanos com pulpite reversível, com exposição pulpar devido a cárie ou a traumatismo dentoalveolar, podem ser tratados com diferentes tipos de medicamentos com taxas de sucesso semelhantes, mas com diferenças significativas.

O formocresol, o sulfato férrico e o MTA apresentaram resultados clínicos e radiográficos significativamente melhores do que as terapias com hidróxido de cálcio e laser em pulpotomias de molares primários. [35]

Com a adesão a princípios sólidos na seleção de casos e técnicas, a terapia de pulpotomia pode ser considerada como um grande benefício para a saúde da criança.

BIBLIOGRAFIA

1. Smith NL, Seale NS, Nunn ME. Pulpotomia com sulfato férrico em molares primários. Um estudo retrospetivo. Pediatr. Dent. 2000; 22: 192-9.

2. Waterhouse PJ. Formocresol e medicamento alternativo para pulpotomia de molares primários: Uma revisão. J Endod Dent Traumatol. 1995; 11: 157-62.

3. Yildizl E, Tosun G. Avaliação de pulpotomias em molares primários com formocresol, hidróxido de cálcio, sulfato férrico e MTA. Eur J Dent. 2014; 8(2): 234-40.

4. Academia Americana de Odontopediatria. Diretrizes sobre terapia pulpar para dentes primários e permanentes jovens. Pediatr Dent. 2006; 28(7): 144-48.

5. Dummett CO, Kopel HM. Endodontia pediátrica. In: Ingle JI, Bakland LK. Textbook of Endodontics, 5th Edition. Canadá, B.C. Decker, Inc. 2003: 875-81.

6. McDonald RE, Avery DR, Dean JA, Jones JE. Tratamento de cáries profundas, exposição pulpar vital e dentes sem polpa. Em: Dean JA, Avery DR, McDonald RE, eds. Dentistry for the Child and Adolescent. 9ª ed. St Louis, Mo: Mosby Elsevier Inc; 2011: 403-42.

7. Lewis TM, Law DB. Tratamento pulpar de dentes decíduos. In: Finn SB. Livro-texto de Pedodontia Clínica. 4th edition. Filadélfia, WB Saunders Company. 1988: 794-98.

8. Academia Americana de Odontopediatria. Diretrizes sobre terapia pulpar para dentes primários e permanentes jovens. Pediatr Dent. 1998.

9. Grossman LI, Oliet S, Rio CED. Pulpotomia e Apexificação. In: Livro-texto de Endodontia Prática. 11th Edition. Bombay, Verghese Publishing House. 1988: 102-110

10. RJ Andlaw e WP Rock. Tratamento pulpar dos dentes decíduos. A Manual of Pediatric Dentistry 4th Edition. Nova Iorque, Churchill Livingstone Inc. 1996: 115-16

11. Kilpatrick N, Seow WK, Cameron A, Widmer R. Pulp therapy for primary and young permanent teeth. Cameron AC, Widmer RP. Manual de Odontopediatria. 2nd Edition. Mo: Mosby Elsevier Inc; 2003: 78-81

12. S.G. Damle. Endodontia Pediátrica. In: Livro de Texto de Odontopediatria, 3rd Edição. Editora Arya (Med); 2006: 340-359.

13. Pallares MAS, Caballero AJ, Ricardo LM. Agregado de trióxido mineral na pulpotomia de dentes decíduos. Uma revisão sistemática da literatura. Med Oral Patol Cir Buccal. 2010; 1(15): e942- e946.

14. Srinivasan D, Jayanth M. Avaliação comparativa do formocresol e do agregado de trióxido mineral como agentes de pulpotomia em dentes decíduos. IJDR. 2011; 22(3):

15. Tsai TP, Su HL, Tseng LH. Preparações de glutaraldeído e pulpotomia em molares decíduos. Oral Surg Oral Med Oral Pathol. 1993; 76(3): 346-50.

16. Sabbirini J, Mohamed A, Wahba N, El-Meligy O, Dean J. Comparação entre o derivado da matriz de esmalte e o formocresol como agentes de pulpotomia na dentição primária. J Endod. 2008; 34(3): 284-7.

17. Dean JA, Mack RB, Fulkerson BT, Sanders BJ. Comparação de procedimentos electrocirúrgicos e de pulpotomia com formocresol em crianças. Int J Pediatr Dent. 2002; 12: 177-82.

18. Cacas MJ, Kenny DJ, Johnston DH, Judd PL. Resultados a longo prazo da pulpotomia de sulfato férrico em molares primários e da terapia de canal radicular. Pediatr Dent 2004; 26: 44-8.

19. Cacas MJ, Kenny DJ, Johnston DH. Ainda precisamos de formocresol em odontopediatria? JCDA Nov 2005; 71(10): 749-51.

20. Holan G, Eikelman E, Fuks AB. Avaliação a longo prazo da pulpotomia em molares primários utilizando agregado de trióxido mineral ou formocresol. Pediatr Dent. 2005; 27: 129-36

21. Naik S, Hegde A. Agregado de trióxido mineral como agente de pulpotomia em molares primários: Um estudo in vivo. J Indian Soc Pedo Prev Dent. 2005; 23(1): 13-16.

22. Neamatollahi H e Tajik A. Comparação das taxas de sucesso clínico e radiográfico da pulpotomia em molares primários utilizando formocresol, sulfato férrico e agregado de trióxido mineral (MTA). J Dent 2006; 3(1): 6-14.

23. Nyerere JW, Mecky I, Matee MJ, Simon EMN. Pulpotomia de emergência no alívio da dor dentária aguda em pacientes tanzanianos. BMC Saúde Oral 2006; **6**: 1

24. Witherspoon DE, Small JC, Harris GZ. Pulpotomias com agregado de trióxido mineral - Uma avaliação dos resultados de uma série de casos. JADA 2006; 137: 610-8.

25. Ghajai MF, Keermani NM, Fard MJK, Vatanpour M. Comparação da pulpotomia com formocresol e sulfato férrico em molares decíduos: Uma revisão sistemática e meta-análise. J Dent 2009; 6(1): 29-36.

26. Rao A, Rao A, Shenoy R. Agregado de trióxido mineral - uma revisão. J cClin Pediatr Dent 2009; 34(1): 1-8.

27. Hugar SM, Deshpande SD. Investigação comparativa dos sinais clínicos/radiográficos do agregado de trióxido mineral e do formocresol em molares decíduos pulpotomizados. Contem Clin Dent 2010; 1(3): 146-51.

28. Balaprasanna KC. Pulpotomia em dentes decíduos: Uma visão geral. JIADS. 2011; 2(2): 29-31.

29. Havale R, Anegudi RT, Indushekhar K, Sudha P. Avaliação clínica e radiográfica de pulpotomias em molares primários com formocresol, glutaraldeído e sulfato férrico. Oral Health Dent Manag. 2013; 12(1): 24-31.

30. Shabzendedar M, Mazhari F, Alam M, Talebi M. Hipoclorito de sódio vs formocresol como Medicamentos para pulpotomia em molares decíduos. 1 ano de acompanhamento. Pediatr Dent. 2013; 35(4):
329.

31. Jose B, Ratnakumari N, Mohanty M, Varma HK, Komath M. Cimento de fosfato de cálcio como alternativa ao formocresol em pulpotomias de dentes decíduos. Indian J Dent Res. 2013;24(4).

32. Walker LA, Sanders BJ, Williamson CA, Dean JA, Legan JJ, Manpome G. Tendências actuais na terapia da polpa: A Survey Analyzing Pulpotomy Techniques Taught in Pediatric Dental Residency Programs. J Dent Child. 2013; 80: 31-35.

33. Abbas A, Khan HH, Manzoor MA. Estudo Comparativo da Eficácia da Pulpotomia de Formocresol e Hidróxido de Cálcio em Molares Primários. Pak Oral Dent J. 2014; 34(1): 126-30.

34. Reddy MA, P Niharika, Reddy H, Reddy NV, Kumar MGM, V Pramitha. Mistura de antioxidantes: Um novo medicamento para pulpotomia: Uma avaliação por microscopia eletrónica de varrimento. Clin Dent. 2014; 5(4): 428-33.

35. Lin PY, Chen HS, Wang YH, Tu YK. Pulpotomia primária de molares: Uma revisão sistemática e meta-análise em rede. J Dent. 2014; 42: 1060-77.

36. Tondon S, Kohli A. Modalidades de tratamento: Endodontia Pediátrica. In: Tondon S. Textbook of Pedodontics 2nd Edition. Hyderabad, Paras Publications; 2008: 398-409.

37. Marwah N, Satish V. Terapia pulpar para dentes vitais. In: Textbook of pediatric dentstry. 3rd Edition. Nova Deli, Jaypee Brothers Medical Publishers (P) Ltd. 2014: 474-80.

38. Nacht M. Técnica de desvitalização para pulpotomia em molares primários. J Dent Child. 1956; 23: 25.

39. Doyle WA, Mc Donald RE, Mitchell DF: Formocresol versus hidróxido de cálcio em pulpotomia. ASDC J Dent Child 1962; 29: 86-97.

40. Berger JE: Uma revisão das técnicas de terapia pulpar erroneamente rotuladas de "mumificação". Oral Surg. 1972; 34: 131-44.

41. Redig DF. Uma comparação e avaliação de duas técnicas de pulpotomia com formocresol utilizando o formocresol de Buckley. J Dent Child. 1968; 35: 23-3.

42. Roberts JF: Tratamento de dentes molares decíduos vitais e não vitais por pulpotomia com formocresol numa fase: sucesso clínico e efeito na idade de esfoliação. Int J Pediatr Dent. 1996; 6: 111-5.

43. Kurji ZA, Sigal MJ, Andrews P, Titley K. Estudo retrospetivo de uma técnica modificada de pulpotomia com formocresol de um minuto Parte 2: Efeito nos tempos de esfoliação e sucessores.Pediatr Dent. 2005; 33(2): 139-142.

44. Chandrashekhar S, Shashidar J. Formocresol, ainda um material controverso para pulpotomia: Uma revisão crítica da literatura. J Res Dent. 2014; 2(3): 114-124.

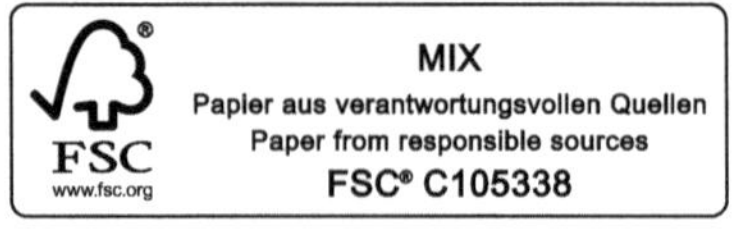

Printed by Books on Demand GmbH, Norderstedt / Germany